明明白白系列丛书

消化肿瘤
——看了就明白

严雪敏　主编

编　者（按姓氏笔画为序）

王伟平　朱铁楠　刘洪枫　严雪敏　杜顺达

李海龙　陈苗　陈适　林国乐　周宝桐

胡克　郭俊超　康军仁　程月娟　舒畅

舒慧君　薛华丹

U0224262

中国协和医科大学出版社

图书在版编目（CIP）数据

消化肿瘤：看了就明白／严雪敏主编. —北京：中国协和医科大学
出版社，2015.5
　ISBN 978-7-5679-0285-5

Ⅰ．①消…　Ⅱ．①严…　Ⅲ．①消化系肿瘤-防治　Ⅳ．①R735

中国版本图书馆 CIP 数据核字（2015）第 049903 号

明明白白系列丛书

消化肿瘤——看了就明白

主　　编：严雪敏
责任编辑：许进力
助理编辑：代桂新　高淑英

出版发行：中国协和医科大学出版社
　　　　　（北京市东城区东单三条 9 号　邮编 100730　电话 010-65260431）
网　　址：www.pumcp.com
　　　　　新华书店总店北京发行所
　　　　　涿州市汇美亿浓印刷有限公司

开　　本：710×1000　1/16 开
印　　张：12.5
字　　数：185 千字
版　　次：2016 年 8 月第 1 版
印　　次：2021 年 12 月第 5 次印刷
定　　价：33.00 元

ISBN 978-7-5679-0285-5

序　言

由于经济条件和生活条件的改善，人们寻求健康、远离疾病的愿望愈来愈强烈。恶性肿瘤是疾病中的重中之重，所以人们更惧怕癌症。消化道肿瘤，如食管癌、胃癌、肝癌、胰腺癌和大肠癌等，都是生活中常见的恶性肿瘤。如何避免，如何防治，以及一旦患病后该怎么办等，都是人们非常关心的问题。《消化肿瘤——看了就明白》这本书，对上述问题进行了具体、翔实的介绍。

首先，怎么预防消化道肿瘤？肿瘤的发生与环境和生活方式等因素有关，在一定程度上是可以预防的。本书教给你如何预防消化道肿瘤的知识。

对哪些临床表现应该警惕？如何早期发现（诊断）消化道肿瘤，争取最好的治疗效果，本书为你指引方向。

现代诊治消化道肿瘤的新技术、新方法很多。书中对各种方法的有效性和局限性加以研讨并为你介绍。

如果有关消化道肿瘤的某些问题使你困惑，使你的思想负担加重，阅读本书或可对你有所帮助，让你用更健康、更积极的心态来面对疾病。

本书的撰写人多为北京协和医院的中、青年医师，其中有的已是教授或副教授。他们学有专长，临床经验丰富。现在，他们把这本书奉献给读者，弥足珍贵。

本书的写作形式多样，有的采取对话方式，配有插图，容易理解。

全书章节具有系统性，内容有一定深度。本书不仅是一部科普读物，除普通人群外，医学生和一切关心消化道肿瘤的临床医师也可阅读参考。

不过，有病还得找医生看，不可生搬硬套书中的方法，以免耽误。

北京协和医院消化内科教授

潘国宗

2016 年 1 月

纯粹医生们的科普

最近读美国学者的《中国宫殿里的西方医学》，让我们对"中国宫殿里的西方医院——北京协和医院"有了更深的了解，也对这个医院的医生有了更多的敬佩！不仅老一辈医学工作者，也包括传承协和精神的中青年医学工作者。

谈到协和精神，我多年与协和团队的精英们接触感受深刻，认为他们所体现的"科学至上、独立精神、民主作风、拒绝平庸"光彩照人。无论政治、经济、社会多种影响如何，协和医生们坚持排除干扰，尊重科学规律，突出科学至上，做纯粹临床医生。同时，协和医生充满知识分子的独立精神，不随波逐流，不趋炎附势，始终以读书人气节确立自己传统精神支柱。而学术民主是协和医疗发展的核心动力，多学科的协作，不朽的大查房，严格的住院医师培训制度。一种神圣观念，崇高荣誉感，形成一流的东西方结合的医疗传统文化，表现拒绝平庸的高尚追求！

在让我感动的众多德才兼备的协和中青年医生中，消化科的严雪敏大夫是其中之一。

那年圣诞节刚过，我约刚从美国学习回国的严大夫，希望了解美国医生喜欢的专业图书，了解美国医学教育和培训的最新进展。她到来的时候，我才知道为了慎重处理一患者疾病，她在圣诞节期间一天一夜没回家。

原来有一位高龄患者身体虚弱，实验室检查报告真菌感染，通常应该用抗真菌药。但细心谨慎的严大夫对患者进行了综合评估，认为真菌感染证据不足，不能盲目用药。但由于有实验室报告结果，不立即使用抗真菌药物，是要承担巨大风险的。于是严大夫毅然决定，不回家留在医院，密切观察患者，注意病情的变化并随时应对。后来患者没有使用抗真菌药，也度过了危险，证实了之前临床判断的准确。

我一直认为知识传播一定要渗透正确的价值观，这需要像严大夫这样的好医生。所以出版社要支持这样的医生们出版好书！

拿到这份协和年轻医生们编撰的科普书稿，我看了两遍，强烈的印象是学风严谨、理性细致、知识丰富、体系完整、贴近临床、规范标准。协和医生的科普图书有鲜明特色，体现纯粹医生传统、体现发现和处理疑难问题的能力，体现从生物医学模式向生物-心理-社会医学模式转变，体现个体化诊疗的基本素质。

在书稿中，无论基础知识、相关学科知识、基本概念的表述、体系的逻辑性、诊断的比较和揣度、治疗的权衡和预判、沟通的情感和尺度都没有华丽的诱人词语，没有刻意的表述技巧，只有科学至上！只有让读者"解渴"的知识雨露！

非常感谢所有参与本书编撰的协和医生们的辛勤奉献！

中国医学科学院健康科普研究中心　主任

袁　钟

2016 年 1 月于北京西山

前　言

消化肿瘤？

肿瘤还能……被……消化？

"大夫，我真的是肿瘤吗？""大夫，你肯定我不是肿瘤吗？""大夫，我还有救吗？""大夫，我是不是没救了？""大夫，我们该怎么办啊？"……

随着医疗条件不断改善、诊治方案不断规范、我国国民平均寿命不断增长，但同时老龄化和自然环境的恶化及相对滞后的健康知识普及，不均衡的宣教，导致肿瘤患者，以及恐惧、焦虑的就诊者不断增加。

作为医生，我们有义务走出去，帮助他们了解自己，了解疾病，防病于未然，治病于安然，不恐、不惧、关注健康，合理治疗，建立科学的就诊观。

1948 年，世界卫生组织（WHO）成立，提出"健康，是整个身体、精神和社会生活的完满状态，而不仅仅是没有疾病和体弱"。

1978 年，WHO 在国际初级卫生保健大会《阿拉木图宣言》重申："健康，不仅仅是没有疾病或不虚弱，而且是身体健康、精神健康和社会适应良好的总称"。

1989 年，WHO 再次强化健康概念！认为健康包括躯体健康、心理健康、社会适应良好和道德健康；使医学模式从单一的生物医学模式演变为生物-心理-社会医学模式。

近年来，因为对环境与人认识的加深，又有了生物-心理-社会-环境医学模式一说。总之，尽可能健康是众望所归，也是医疗提供者的心愿。

我们希望我们国家的人们，能够越来越接近 WHO 所说的健康范畴，不仅仅是身体健康，还能精神健康且拥有良好的社会适应力。

消化系统肿瘤是我国发病率最高的一组肿瘤，对广大人民群众身体健康有较大的影响。肿瘤还不能被彻底"消化",但北京协和医院部分中青年医生,凭着自身的热情及使命感,以参见近几年的指南、经典文献、医学教科书及国家卫生统计年鉴等为基础,结合各自临床实践,编撰了这本科普小册子,辅以就诊"小 Tips"希望能解决一部分患者的困惑,帮大家消化掉一些关于肿瘤的疑虑,顺畅就诊时的医患沟通提高患者的生活质量。

本书以病例做引,通过通俗的语言,以问答的形式,结合图例,尽可能地将消化系统肿瘤的症状、体征及常用实验室检查意义解释清楚,并辅以常规治疗方案及建议,供患者、患者家属、对消化系统肿瘤感兴趣的人们以及年轻临床医师们参考。

初次编撰,也肯定有这样或那样的不足,特别是医学知识不断更新,我们的书籍肯定会有迟滞,还望广大读者们多提宝贵意见及建议,我们定会不断改进,不断带给大家带来更多的专业观点和建议。

让我们共同携手来防病、治病,拥有更加健康的生活!

严雪敏

2016 年 4 月于北京协和医院

目　　录

二、食管癌　// 22

老张的朋友得了食管癌，老张也吞咽困难了。
老张是食管癌吗？

三、胃癌 // 35

　　　　老于曾有胃溃疡病史，近来总是上腹饱胀感，嘴巴里也总有味道……老于患了什么病？

四、肝癌

王先生的眼睛黄了，他是肝炎吗？

五、肝外胆管系统肿瘤

　　阿宝有胆石症，仍然油腻餐不断。现在腹痛发作伴眼黄，B超提示，"胆总管下段病变"。阿宝仅仅是胆石症吗？

六、胰腺癌 // 105

马先生，平素烟酒不断。半年前发现糖尿病，现在胰腺功能不正常了。马先生应该如何诊治？

七、小肠肿瘤 // 121

李先生，不明原因消化道大出血，胃肠镜都没有发现病变，考虑病变在小肠。

八、结直肠肿瘤 // 131

"肉食动物"赵先生好烟酒、辣食，痔疮20多年了。最近他感觉乏力伴便中带血。他是痔疮发作吗？

一
了解我们的消化系统

　　您知道人类吃东西是要通过消化道消化的，但是，您知道人类的消化系统不只是消化道吗？除了消化道以外，消化系统还包括些什么呢？

　　您知道人类的消化系统也会生病，但是，您知道医生是通过什么方法判断消化系统得病了吗？常用的方法又有哪些？

　　您知道是人就会生病，病了就要治疗，但是您知道消化系统肿瘤有哪些治疗方法吗？

1. 消化系统包括哪些脏器？

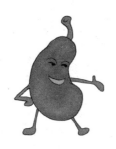

　　医生们常说的消化系统，包括消化管和消化腺，通常包括"消化系统的管道系统"和"消化系统的腺体脏器系统"。

　　就像下面这张图，粗粗细细、长长的管道就是消化系统的管道系统。医生们常说的消化管道是自咽喉会厌以远至肛管以上所有的管道系统，包括食管、胃、小肠（包括十二指肠、空肠和回肠）、大肠（包括结肠及直肠），以及食管-胃连接部的贲门，胃-小肠连接部的幽门。

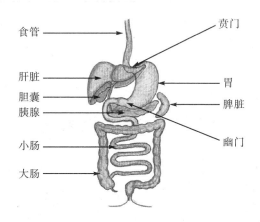

食管
贲门
肝脏
胆囊
胰腺
胃
脾脏
幽门
小肠
大肠

医生提醒：狭义的消化系统不包括口腔和肛门！在很多分科
细致的医院，会厌及之上部分多归口腔科、耳鼻喉科及头颈
外科等处理，而肛管疾病也多归属肛肠外科处理。

医生们常说的消化系统的腺体脏器，则包括图中胖胖的肝（含胆囊）、
胰腺和口腔中的唾液腺。因为脾脏的部分改变与肝脏、门脉系统的变化有
一定关系，所以也常常在消化科听到医生讨论脾脏大小。

另外，医生们还会说到的、和消化系统紧密关联的其他解剖结构还包
括门静脉系统。这个系统不仅和营养物质传送相关，也和某些严重疾病如
食管-胃底静脉曲张破裂大出血相关，更与肿瘤的转移密切相关。

简言之，胸腔内的食管和腹腔内大部分结构归属于消化系统。

2. 腹部是如何分区的？对应的消化系统脏器有哪些？

腹部上自膈肌下至盆腔，前壁及侧壁为腹壁，后壁为脊柱及腰肌；看上去不
大，但内容物可能是人体内最重重叠叠、最复杂的，适当的分区有利于诊治。

常用的有四分法和九分法，其中四分法最为常用。

所谓四分法，是指人站立时，通过肚脐分别做一水平线及垂直线，将
腹部分为左上腹、右上腹、右下腹及左下腹四个象限。

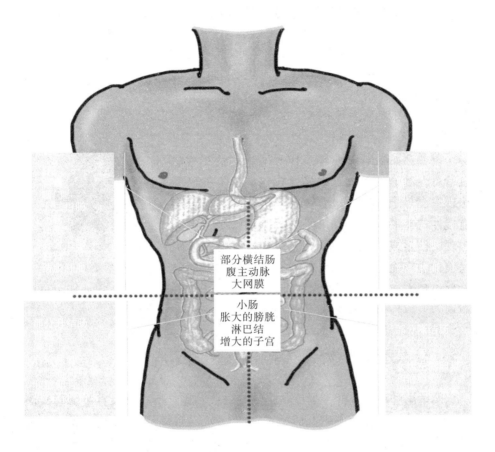

部分横结肠
腹主动脉
大网膜

小肠
胀大的膀胱
淋巴结
增大的子宫

　　各区脏器较多，医生必须通过问病史、查体（视、触、叩、听）及辅助检查等综合手段，最终才能判断患者是否患有消化系统疾病，特别是肿瘤性疾病。仅仅看一眼是无法诊断的。

　　大家说，腹部的内容多不多？隔着肚皮诊断难不难？如果有人夸口"看一看，摸一摸就知道是什么病"，那不是无知就是骗人了。

3. 消化系统肿瘤常见的症状有哪些?

　　消化系统肿瘤的症状与肿瘤发生的部位、大小、功能等均有密切的关系。主要有吞咽困难、食欲缺乏、腹痛、腹泻、便秘、黄疸、肠梗阻、消化道出血、贫血、腹水、不明原因消瘦等。有些肿瘤还会产生类激素样物质,导致副肿瘤综合征/伴癌综合征。

　　譬如:如果出现进行性吞咽困难,就要考虑食管恶性肿瘤的可能。溃疡性胃癌,则不仅仅会出现进食后上腹痛、进食少、吃饭不香,还可能有慢性贫血的表现。如果是小肠肿瘤,则往往会出现肠梗阻或消化道出血。大肠肿瘤常见的症状是消化道出血,也可以出现进行性便秘、肠梗阻

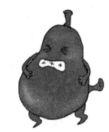

和贫血的表现。壶腹周围肿瘤往往出现无痛性进行性黄疸。肝脏肿瘤可以出现右上腹隐痛、腹水及消化道出血等(具体见后)。

4. 什么是伴癌综合征/副肿瘤综合征?

　　所谓副肿瘤综合征,是指非原发肿瘤或转移灶所在部位直接引起,而是由于肿瘤代谢异常或产生了异常免疫反应,或其他不明原因引起患者全身多系统病变,并出现相应临床表现的一组症状。原发肿瘤的症状反而可能出现得比较晚。

　　有伴癌综合征的肿瘤不多,肺癌(通常为燕麦细胞型肺癌)、乳腺癌或卵巢癌中伴发率最高。消化系统的肝癌也常见伴癌综合征,譬如高红细胞血症等。胃癌也可以有反复发作的血栓静脉炎、黑棘皮症等。

　　类癌是一种特殊类型的肿瘤,肿瘤组织有内分泌功能,可以分泌一种叫5-羟色胺的物质,会突然释放到血液中,导致患者面色潮红、腹痛、腹泻等不舒服。如果类癌切除后,这种因类癌而起的症状也消失了,那么之前的那些个不舒服症状就称之为类癌综合征。

类癌的确诊需要活组织病理证实。

5. 消化系统肿瘤常见的体征有哪些?

消化系统肿瘤发病率及死亡率都是全身所有肿瘤中最高的。

消化系统肿瘤的临床体征因肿瘤所在部位、大小、恶性程度及是否晚期或转移等不同而各不相同，表现多种多样，可以有贫血貌、恶病质、淋巴结肿大、腹部膨隆、胃肠型及蠕动波、腹壁静脉异常曲张、腹腔异常包块、异常肿大脏器、腹部触痛及压痛、反跳痛、移动性浊音阳性、液波震颤阳性、异常肠鸣音、肛检指诊触到肿物等。

> **医生提醒**：特别是左锁骨上淋巴结肿大意义更大。

6. 常用于检查消化系统肿瘤的手段有哪些?

医院常用的检查手段有：血常规、粪便常规、粪便潜血、肝功能、肾功能、肿瘤标志物、B 超、消化系统造影、消化系统 CT 或 MRI、消化系统内镜、血管造影、核素、PET/CT 等。随着科技进步，有些肿瘤的检测已经开启了基因检测的新技术。

临床医生一般会按先简后繁、先经济后昂贵、先无创后有创等原则，分次对患者进行检查。

7. 粪便检查十分重要吗?

很多人谈及粪便就觉得很恶心，但在医生们看来粪便就是个宝啊！对消化系统肿瘤的筛查意义重大。

粪便是食物经身体消化后的最终产物，它的形成经过了自口至肛门的整个过程，能间接反映整个消化系统是否存在病变的信息。因为每次排出的便中都隐含了很多消化系统实时的信息，所以粪便检查十分重要；况且这还是个很简便、易行、无创、社区医院都有条件完成的检查。

医生提醒：粪便检查是诊断消化系统病变最常用的检查手段之一。

8. 留取粪便进行检查的注意事项有哪些?

首先应该用干燥、清洁的粪便采集容器留取新鲜标本，不能混有尿及其他物质，否则会对粪便检查造成干扰。

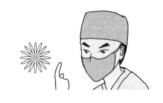

其次，若粪便外观无特殊异常，应该多点取样；若其中含有脓血，应取脓血及黏液部分送检。

最后，实在无自主排便又必须检查时，可请有经验的医务人员经肛门取粪便送检。

医生提醒：新鲜粪便是指排出体外 1 小时内的粪便哦。时间千万不能放太久，以免影响检查结果。

9. 粪便潜血检查有几种方法?

我国检测粪便潜血常用的方法有愈创木酯检测法、联苯胺显色检测法、金标法免疫检测、定量抗体免疫检测法等。最后的免疫法特异性高，不易因食物或药物影响而呈假阳性，但价格较高，尚未全国普及。

医生提醒：①被检者一般应素食 3 天，并禁服铁剂及维生素 C,以免影响检查结果，造成不必要的担心及就诊；②建议粪便潜血检查至少应复查 1 次。

10. 常用于检测消化系统肿瘤的肿瘤标志物有哪些?

肿瘤标志物是肿瘤细胞合成、释放，或机体对肿瘤细胞反应而产生或升高的一类物质，一定程度上能反应肿瘤的存在。一般用化学、免疫或基因组学等方法进行测定，对肿瘤的诊断、疗效及复发的评估、预后的检测有一定价值。

一种肿瘤可以产生多种肿瘤标志物，一种肿瘤标志物也可存在于多种肿瘤中，所以临床上往往需要联合检测、连续监测，结合病史、症状、体征及其他实验室检查才能进行综合判断。单独一次、一个肿瘤标志物升高，意义有限。

目前应用于临床的肿瘤标志物主要包括蛋白质类、糖类及酶类三大类，常用于检测消化系统肿瘤的肿瘤标志物，有以下几种。

甲胎蛋白（AFP）：为蛋白质类，是在胎儿早期由肝脏及卵黄囊合成的一种血清铁蛋白，出生后，其合成受到抑制。当肝细胞或生殖腺胚胎组织发生恶性变时，AFP 合成会再度启动，导致血中 AFP 浓度升高（目前多用于检测肝细胞癌及滋养细胞恶性肿瘤）

癌胚抗原（CEA）：为一种富含多糖的蛋白复合物，也属蛋白质类肿瘤标志物，在多种肿瘤中都有表达，并不针对某个特别的脏器。在胰腺癌、结肠癌、直肠癌、胃癌、乳腺癌、肺癌中均可升高。

糖链蛋白 73（GP73）：是存在于细胞高尔基体中的一种跨膜蛋白。正常的人体肝组织中，GP73主要由胆管上皮细胞表达，肝细胞表达很少甚至不表达。近年来北京协和医院肝外科发现，这是一种很好的检测肝癌的肿瘤标志物，比AFP有更高的肝脏特异性。在肝癌患者血清中，GP73水平显著升高，其诊断敏感性达74.6%，特异性达97.4%，均显著高于AFP。

鳞状上皮细胞癌抗原（SCCA）：是一种糖蛋白。25%~75%的肺鳞癌、30%的Ⅰ期食管癌、89%的Ⅲ期食管癌及83%的宫颈癌中都有升高。部分良性疾病如银屑病、天疱疮、特异性皮炎、肾功能不全、良性肝病、乳腺良性疾病、上呼吸道感染时也可以升高，汗液、唾液或其他身体分泌的液体污染，甚至抽血的技术也会影响到SCCA的检测数值，可以造成假阳性。

糖链抗原19-9（CA19-9）：是一种糖蛋白，正常人唾液腺、前列腺、胰腺、乳腺、胃、胆道、胆囊、支气管上皮细胞内都有微量存在。在胰腺癌、肝胆及胃肠道疾病时，血CA19-9水平可显著提高。其在胰腺癌早期的特异性为95%，敏感性可达80%~90%，与CEA联合检测可提高敏感性。CA19-9在部分胆囊癌和胆管癌、胃结肠癌、直肠癌中也可以有较明显升高，但没有明显早期诊断价值，对早期患者诊断敏感性仅有30%。结合CEA检测胃癌，诊断符合率高达85%。

糖链抗原242（CA242）：是一种唾液酸碳水化合物，属糖类肿瘤标志物。68%~79%的胰腺癌、55%~85%的结肠癌、44%的胃癌及5%~33%的非恶性肿瘤有升高；卵巢癌、子宫癌和肺癌有时也有CA242的升高。

医生提醒：临床上CA242多与CA19-9联合判断胰胆系统疾病。

癌抗原50（CA50）：是一种肿瘤糖类相关抗原，在肿瘤诊断上没有器官特异性。胰腺癌、胆道或胆囊癌、原发性肝癌、卵巢癌、结肠癌、乳腺癌及子宫癌中都可升高。甚至慢性肝病、胰腺炎和胆道疾病时也可以增高。

癌抗原72-4（CA72-4）：是一种肿瘤相关糖蛋白，理论上是胃肠道及卵巢肿瘤的标志物。卵巢癌、大肠癌、胃癌、胰腺癌及乳腺癌中都可有CA72-4的增高。正常人及良性胃肠道疾病患者中也可以升高。联合CEA检测可提高对胃癌诊断的敏感性及特异性。

a-L-岩藻糖苷酶（AFU）：是一种溶酶体酸性水解酶，属酶类肿瘤标志物，广泛存在于人体组织细胞中。约81.2%的原发性肝癌中AFU升高，与AFP联合检测可提高原发性肝癌的诊断阳性率，有报道可高达93.1%。但其在转移性肝癌、肺癌、乳腺癌、卵巢癌及子宫癌、肝硬化、慢性肝炎、消化道出血时也可以升高。很多地方都没有开展这项检查。

医生提醒：如果检验数值偏离正常值时，都需要结合病情综合分析，不要太慌张。

11. 北京协和医院常用的消化道肿瘤标志物有哪些?

肿瘤标志物	AFP	GPF3	CEA	CA19-9	CA242	CA72-4	SCCA
原发性肝癌	+	+					
结肠癌			+	+	+		
胰腺癌			+	+	+		
胆道癌				+			
胃癌			+	+		+	
食管癌			+				+

12. 常用的消化系统造影检查有哪些?

消化系统造影是指被检查者经口或经特殊的管道吞入特定浓度的硫酸钡溶液后做 X 线检查,以期发现消化道疾病的一种放射诊断方法。

对于一些需要高度充盈以便更好观察黏膜病变的部位,如胃及结肠等,可以采用气钡双重对比剂造影的方法。对消化道占位性病变、溃疡性病变、消化道狭窄及动力性疾病有较好的诊断价值。

医生提醒:怀疑有消化道穿孔时,禁用硫酸钡,应该改用有机碘水溶液对比剂进行检查。

常用的消化系统钡剂造影

钡剂检查	检查范围
食管吞钡检查	食管
上消化道检查	食管、胃、十二指肠
全消化道检查	食管、胃、小肠
小肠吞钡/气钡检查	小肠、回盲部、阑尾
钡灌肠	结直肠、回盲部、阑尾

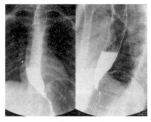

食管吞钡(食管)

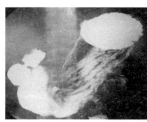

上消化道造影(胃)

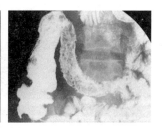

钡灌肠(大肠)

13. 常用于消化系统肿瘤的 CT 检查有哪些?

计算机体层扫描技术简称 CT,是指用特殊的扫描系统,利用 X 线对人体特定部位进行逐层横断面扫描,取得的数据,经计算机处理后获得重建图像的技术。获得的图像为被扫描的人体部分的解剖横断面,还可以通过计算机处理得到三维的重建图像。

常用于诊断消化系统肿瘤的 CT 扫描有以下几种分类方式。

根据扫描部位,分胸部 CT、腹部 CT、盆腔 CT 等,因不同临床目的可以单独或联合完成。

按是否使用对比剂,可分为平扫和增强扫描。增强扫描可以较好反映病灶的血供特征,对实质性占位的鉴别有较好的帮助。有些特殊的病变,如原发性肝癌(下图)在增强 CT 扫描上就有"快进快出"的特点。

按扫描参数不同,可分为普通扫描(5~7 毫米厚)、薄层扫描(小于

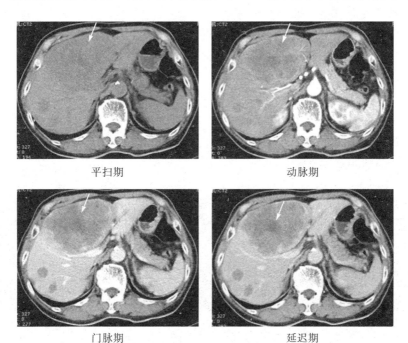

<table>
<tr><td>平扫期</td><td>动脉期</td></tr>
<tr><td>门脉期</td><td>延迟期</td></tr>
</table>

5毫米厚)、低剂量扫描(射线剂量为普通扫描的1/3~1/10)。

随着计算机软硬件技术的进步,还发展起来了多种无创的图像重建技术,如胃重建、胆道重建、胰腺重建、门脉重建、小肠CT重建、仿真结肠镜等图像重建技术,对相关肿瘤患者提供了多种检查选择。

> **医生提醒**:多数腹部CT检查需要行增强检查,有一定碘对比剂过敏的风险。如果您有食物、药物过敏史,一定要记得告诉您的医生啊!

14. 常用于检测消化系统肿瘤的磁共振检查有哪些?

主要包括以下3种。

腹部磁共振(MR)平扫及增强检查:①由于软组织分辨率高,对肝脏肿瘤的检出有独到之处,结合增强扫描更可发现早期癌症;②用于肝癌介入微创术后残存癌灶的评估,优于CT检查;③在含脂病变的诊断与鉴别诊断上,比CT有优势。随着磁共振软硬件性能的提高,MR也正逐渐应用于胰腺疾病的诊断及评估治疗。

磁共振胰胆管造影(MRCP)可清晰显示胆管系统的形态结构,主要用于评估胰胆系统疾病。

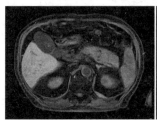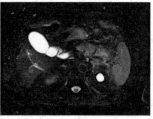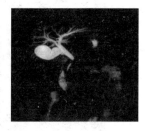

腹部磁共振(T1及T2加权像)　　　　　　MRCP图像

此外还有磁共振肠道成像（MRE），对小肠病变有一定诊断价值，但在我国开展得尚不普遍。

15. 什么是消化道内镜？主要包括哪些种类？

消化道内镜是指一种前端装有微型摄像机的特殊的软管样医疗器械，消化科医生用它来观察人体消化道的内部结构。

消化道内镜的雏形诞生于1805年的德国。经过了早期硬式内镜（1805~1932）、半可曲内镜（1932~1957）、纤维内镜（1957~至今）、电子内镜（1983~至今）及胶囊内镜（2001~至今）的演变。目前临床主要应用电子内镜和胶囊内镜进行检查。

按操作部位，软管式内镜可分为：胃镜、鼻胃镜、十二指肠镜、小肠镜、大肠镜、乙状结肠镜、直肠镜等。

因内镜功能不同，可分为普通白光内镜、放大内镜、电子色素内镜、共聚焦内镜及超声内镜等。

各型内镜又分不同型号、配备不同主机及配件，功能也有不同，有些适合检查，有些更适合治疗性操作。

16. 哪些患者应该行胃肠镜或小肠镜检查？

胃镜检查适应证如下：

（1）上腹部不适，疑为消化道病变，临床无法确诊者。

（2）不明原因上消化道失血者。

（3）X线钡餐疑为上消化道病变或不能确诊者。

（4）需要随访的上消化道病变者。

（5）需要进行上消化道病变治疗者。

结肠镜检查适应证如下：

（1）原因不明的腹泻、腹痛、便血、黑便、大便潜血试验阳性、大便习惯改变、腹部包块、消瘦、贫血，怀疑有结肠、直肠、末段回肠病变者。

（2）钡灌肠发现肠腔有狭窄、溃疡、息肉、癌肿、憩室等病变，须取活检进一步明确病变性质者。

（3）转移性腺癌，寻找原发病灶者。

（4）止血、息肉摘除等治疗。

（5）大肠癌高危人群普查。

（6）大肠癌及大肠息肉术后复查，溃疡性结肠炎、克罗恩病等的诊断与随访。

小肠镜检查适应证：

（1）原因不明的腹痛、腹泻、消瘦等疑有小肠病变，特别是经 X 线造影检查未发现病变，或发现小肠可疑病变者；

（2）原因不明的消化道出血；

（3）疑有小肠良恶性肿瘤者；

（4）X 线发现小肠病灶需行小肠液或小肠黏膜活检者；

（5）术中配合外科进行小肠检查。

17. 哪些患者不能做胃肠镜或小肠镜检查?

胃镜检查禁忌证如下：

（1）严重心脏病，如严重心律失常、心梗急性期、重度心力衰竭。

（2）严重肺部疾病：哮喘、呼吸衰竭无法平卧者。

（3）精神失常不能配合者。

（4）消化道穿孔急性期。

（5）急性咽部重症疾患胃镜不能插入者。

（6）腐蚀性食管损伤急性期。

肠镜检查禁忌证如下：

（1）肛门、直肠严重狭窄、肛周脓肿、肛裂。

（2）急性重度结肠炎，重度放射性肠炎。

（3）腹腔内广泛粘连者。

（4）癌症晚期伴有腹腔内广泛转移者。

（5）急性弥漫性腹膜炎。

（6）严重腹水、妊娠妇女。

（7）严重心肺功能衰竭、严重高血压、脑血管病变、精神异常及昏迷患者等。

小肠镜检查禁忌证：

（1）胃肠镜检查禁忌证者。

（2）急性胰腺炎或急性胆管感染。

（3）腹腔广泛粘连者。

18. 哪些患者应做超声内镜（EUS）检查？

（1）消化道肿瘤的手术前分期。

（2）判断消化道肿瘤的起源层次及超声特征。

（3）消化道管腔脏器周围淋巴结及占位的细针穿刺活检（FNA）。

（4）胰腺囊性疾病的鉴别诊断。

（5）神经内分泌肿瘤的定位。

（6）某些特殊胆管结石的诊治。

（7）某些特殊内镜下治疗，如贲门失弛缓症患者的 EUS 引导下肉毒杆菌素注射、EUS 引导下腹腔神经丛无水酒精注射等。

19. 哪些患者不宜做超声内镜检查？

绝对禁忌证：患者不配合、严重心肺功能不全、疑有消化道穿孔、急性憩室炎、暴发性结肠炎等。

相对禁忌证：消化管腔严重狭窄、轻度心肺功能不全、缺乏有经验的操作者等。

20. 胶囊内镜是什么？

"胶囊内镜"又称为"智能胶囊消化道内镜系统"或"医用无线内镜"，是由内置摄像与信号传输装置组成的一套系统。

受检者口服胶囊内镜，借助消化道蠕动使之在消化道内自上而下运动，通过系统里面的摄像系统及信号回收、发送系统将拍摄图像传出，随身携带在身体外面的图像记录仪接收信号，并在特殊的影像工作站还原接收到的信号，从而对受检者的整个消化道系统的情况做出诊断。

2001 年，以色列的 Given Imaging 公司生产了名为 M2A 的世界上第一个胶囊内镜，并应用于临床，引起了全球反响。2005 年，我国金山公司第一代胶囊内镜问世；2013 年 3 月，我国自行开发了可定位可遥控的能行胃镜及小肠镜的胶囊内镜机器人，在消化道疾病的无痛筛查方面又进了一步。

胶囊内镜具有检查方便、无创伤、无痛苦、无交叉感染、不影响患者的正常工作等优点，扩展了消化道检查的视野，对经口放检查管耐受性差、年老体弱的受检者更为适用。

医生提醒：但患者必须除外胃肠道憩室等解剖异常，并且胃肠道运动功能必须正常。

目前胶囊内镜包括胃胶囊内镜、小肠胶囊内镜及大肠胶囊内镜 3 种。我国市面上主要有小肠胶囊内镜和胃胶囊内镜。

21.　做消化系统内镜前需要做哪些准备工作?

（1）患者的准备：充分知情同意。

1）向被检查者充分宣教内镜检查的必要性及可能的并发症，要让被检查者有充分思想准备。

2）向被检查者介绍所要做的检查的一般流程，可能发现的问题及出现的并发症及处理措施。

3）向检查者强调诸如胃镜需要空腹至少 8 小时，行大肠镜前应该泄尽大肠内宿便，以免因准备不充分而导致检查无法进行。行胶囊内镜的患者必须提前除外胃肠道解剖异常（狭窄、憩室等），并且胃肠道运动功能正常。

（2）药品、设备及医生的准备。

1）检查前应给被检查者开具相应的药品；并指导被检查者使用。

2）注意内镜设施的保养及维护。

3）操作医生受过规范化培训。

4）操作前检查医生需测试内镜及相关设备的性能完好无损，以免因器械故障而无法完成操作。

22. 消化系统内镜相关的并发症有哪些?

严重并发症有：心脑血管意外、肺部通气障碍、消化道穿孔、活动性消化道出血、胶囊嵌顿于肠道、感染等。

一般并发症有：下颌关节脱位、喉头痉挛、会厌黏膜损伤，恶心剧烈导致的贲门撕裂症（M-W 综合征）及癔症等。

23. 常用的消化系统核素检查有哪些?

核素检查为无创检查。常用的消化系统核素检查有以下几种。

（1）幽门螺杆菌呼气试验（^{13}C-Hp 或 ^{14}C-HP 检查）：检测胃内是否存在幽门螺杆菌感染，为无创检查。

（2）生长抑素受体显像：主要用于神经内分泌肿瘤的检测。

（3）^{99}锝标记的红细胞的核素显像（^{99m}Tc-RBC 显像）：主要用于出血量不大的消化道活动性出血的定性及模糊定位检查。比如，排黑糊便时可以用。

（4）PET 是正电子发射体层显像（positron emission tomography）的缩写，是利用正电子核素标记葡萄糖等人体代谢物作为显像剂，通过病灶对显像剂的摄取来反映病灶的代谢变化，从而为临床提供病灶的生物代谢信息，是一种功能显像。但因为设备特殊，价格较昂贵，适应证较窄，临床应用并不普及。

24. PET/CT 一定能检查出消化系统肿瘤吗？

PET/CT 就是 PET 技术与 CT 技术的结合，同时显示解剖结构成像和功能显像的一种新技术，是当今生命科学、医学影像技术发展的新里程碑。PET/CT 在肿瘤的诊断、分期、疗效评估等方面意义比较重大，可以为某些疾病的鉴别诊断提供重要信息。

PET 的工作原理如下：恶性肿瘤生长活跃，需要更多的葡萄糖供应能量，代谢活性高于周围正常组织。临床上检查者将放射性核素标记的葡萄糖注入静脉进入血液循环，经 PET 显像就能检测到体内异常利用葡萄糖的情况，就暴露了肿瘤的部位、形态、大小、数量，结合 CT 便可以较精准地定位了。PET 检查简便、安全、高效，可反映全身脏器代谢信息。

> **医生提醒**：但是因为 PET 标记的载体是葡萄糖，如果患者的血葡萄糖水平较高，比方说是糖尿病患者，或是肿瘤生长不是特别活跃，肿瘤和周围本底的区别就缩小了，有时候真正的肿瘤难以被发现。另外，感染或炎症时，局部病灶对葡萄糖的摄取也较活跃，甚至很活跃，若为团块状，也不易区分病灶的良恶性，这时临床上必须结合病史及其他辅助检查综合判断。
>
> 目前，PET/CT 较昂贵，且少量放射性核素辐射也有造成二次肿瘤的风险，一定程度上限制了其使用。

25. 通过检查就一定能发现消化系统肿瘤吗？

一般而言，提供缜密的检查，发现较大的消化系统实体肿瘤，还是比较容易的。

消化系统肿瘤早期发现的技术还有待完善，肿瘤标志物的器官特异性多数不够，不能作为早诊手段。消化道脏器都在腹腔内，无创检查手段有限，也是限制了消化道肿瘤早期发现的原因之一。

$26.$　肿瘤的 TNM 分期的内涵及意义分别是什么？

国际通用的肿瘤 TNM 分期法是根据肿瘤的解剖学范围所提出的，是 Tumor（代表原发肿瘤的范围）、lymph Node（代表区域淋巴结转移的存在与否及范围）、Metastasis（代表远处转移的存在与否）3 个外文单词的首字母组合。通过在这 3 个大写字母后面接数字或小写字母，简明扼要地描述了肿瘤原发部位、淋巴结转移及远处转移的情况，既有利于根据循证证据制订合理的临床治疗计划，有助于治疗后疗效评价，及临床方案制订的更新。

TNM 系统可分为 cTNM（临床分级）与 pTNM（病理分级）。本书所提及的 TNM 分级均为临床分期，是根据患者病史、体格检查、影像学、消化道内镜检查、组织活检、手术探查及其他有关的检查综合判断而得到的治疗前分期。以美国癌症联合协会（AJCC）胃癌的 TNM 分期为例，列表如下。

美国癌症联合协会（AJCC）2009 年胃癌国际分期（第 7 版）TNM 分期

T-原发肿瘤描述		
T_X	原发肿瘤不能确定	X：未知
T_0	无原发肿瘤证据	0：没有
Tis	原位癌	is：in situ 原位
T_1（T_{1a}，T_{1b}）、T_2、T_3、T_4（T_{4a}，T_{4b}）	原发肿瘤的体积及/或范围递增，数字越大，肿瘤累及的范围或程度越大	
N-区域淋巴结	直接侵犯区域淋巴结归属淋巴结转移	
N_X	区域淋巴结情况不详	X：未知
N_0（pN_0）	区域淋巴结无转移	0：没有
N_1、N_2、N_3（N_{3a}，N_{3b}）	随数字增大，表示区域淋巴结侵犯递增	
M-远处转移	区域淋巴结之外的任何其他部位的淋巴结转移，属于远处转移	
M_0	无远处转移	0：没有
M_1	远处转移	1：转移

注：不同肿瘤的 T、N、M 有不同的定义

27.　消化系统肿瘤常用的治疗手段有哪些?

常用的治疗手段有：能切（净）尽量切——手术；不能手术——化疗、放疗、中医中药及生物治疗等。

肿瘤的治愈是综合治疗的结果。特别是患者生活习惯及情绪的改变，是成功治疗的基础。

28.　化疗药物常见的副作用有哪些?

因为化疗药物的作用机制是控制繁殖活跃的细胞，快速增殖的肿瘤细胞因此受到控制。因此，其他增殖活跃的正常细胞，如口腔黏膜细胞、胃肠黏膜细胞、毛囊细胞和骨髓内的原始细胞等，也都会因化疗药物的使用而“躺着中枪”。

常见的化疗药物的毒副作用包括以下方面。

（1）骨髓抑制，表现为血细胞数目减少，白细胞计数下降增加感染风险，血小板计数下降增加出血风险，红细胞减少（贫血）会引起疲劳感。

（2）恶心、呕吐。

（3）食欲下降。

（4）脱发。

（5）口腔溃疡。

（6）手、足皮肤改变。

（7）腹泻。

（8）其他：如神经毒性、过敏反应、心脏毒性等。

因化疗药物不同及患者个体差异，上述反应不一定都会在化疗后出现。

化疗期间，医生会根据患者具体情况，给予一定的预防或治疗药物，以减少及减轻毒副作用的发生。

通常化疗引起的毒副作用会在化疗停止后逐渐缓解。

29.　放疗常见的副作用有哪些?

放疗常见的副作用常常分为急性反应期副作用,和晚期反应期副作用。

急性反应期的副作用往往在放疗过程中及放疗结束后3个月内出现。

(1)最常见的是肠道反应,包括腹痛、腹泻、里急后重感,需在放疗过程中注意饮食卫生。如排除不洁饮食因素后,出现上述症状,需考虑放疗副作用。可对症的调节肠道菌群、进行止泻治疗以减轻症状,治疗结束后可自行好转。

(2)周围相应脏器放疗损伤,如直肠癌放疗,膀胱、尿道受到照射而出现尿频、尿急、尿痛等症状,放疗结束后可自行缓解,严重时应对症处理。

(3)同步放化疗时,可能出现骨髓抑制、血象降低,需每周查血常规,必要时暂停放化疗,并予粒细胞刺激因子(G-CSF)治疗。

晚期反应期的副作用是指放疗结束3个月后出现的反应。

主要为周围脏器放疗损伤,一般在放疗结束后6个月后出现,常常会持续数年,症状轻时可观察,进行生活、饮食调节,症状较重时需专业医生对症处理,极个别患者甚至需要手术治疗。

30.　消化系统肿瘤能治愈吗?

决定肿瘤患者预后的除了肿瘤的良恶性外,还需要患者具有较完好的器官功能、积极的心态和良好的生活方式,特别是肿瘤的早期发现并早期治疗,更为重要。

上海中山医院肝病研究所小肝癌、微小肝癌的研究,日本胃早癌研究等,都明示了消化系统早期肿瘤有治愈的可能性。

二

食 管 癌

老张来自河南林县（著名的红旗渠的故乡），48
岁，大学毕业来北京工作多年了。

1个月前老家林县两位儿时玩伴先后因确诊食管癌
入院诊治。一问症状，都有"吞咽困难"。这些天老张
总想起儿时村里流传的"紧噎慢噎，三个半月""十个
癌九个埋，还有一个不是癌"的顺口溜。

老张因此夜不能寐。晚上老梦见"吃不进饭"，最
终皮包骨头病倒的小伙伴。

这两天，老张也出现了明显的咽部不适，吃东西有
明显哽噎感——老张着急了。

今天来医院看病！

31.　食管在哪里？

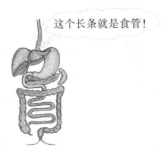

这个长条就是食管！

医生（指着左图）：它（食管）上
起会厌，下至贲门，途经主动脉弓、肺
动脉段、支气管分叉、心脏，与身体呼
吸、循环的重要脏器毗邻，十分重要
（参见第1问）。

32. 食管癌是一种什么样的肿瘤?

医生：食管癌（esophageal carcinoma）占食管肿瘤的90%以上。不同地区发病率差异很大，男性多发，中老年人群比较容易得病。全世界每年大约有20万人死于食管癌，对人类生命和健康危害极大。

食管癌的发病率、死亡率及性别比（男女比）有明显的地域差异。东方国家及发展中国家常见，30岁前少见，中位发病年龄为65岁左右。

如我国河南省（林县为有名的食管癌高发县）食管癌死亡率男性超过100/10万，女性超过50/10万；而西方国家，经年龄矫正的年发病率男性不超过5/10万，女性不超过1/10万。

33. 食管肿瘤有多少种?

种类很多，因为鳞癌最好发，所以我们平常主要介绍并讨论的是食管鳞癌。

34. 食管鳞癌好发在食管的哪些部位?

医生：食管鳞癌好发于食管中下2/3，只有10%～15%的患者为高位食管癌。

35. 什么样的人容易得食管癌?

医生：您问的是食管癌的高发因素吧？

现代医学研究发现，吸烟、饮酒、常食腌制或霉变食品（含亚硝胺）、喜烫食、人乳头瘤病毒（HPV）感染、营养缺乏等，都是食管癌的高发因素。在中国高发区内，食管癌呈家族聚集性，说明遗传因素也起一定作用。另外，在环境及遗传双重作用下，导致基因异常也被认为是致病因素。

此外，有报道认为贲门失弛缓症、Plummer-Vinson 综合征、乳糜泻及胼胝症（灶性非表皮松解型掌跖皮肤角化病）也与食管癌发病率有一定相关性。

> **医生提醒**：Plummer-Vinson 综合征，又称 Paterson-Kelly 综合征或缺铁性吞咽困难。以缺铁性贫血、吞咽困难和舌炎为主要表现，好发于 30~50 岁的白人妇女，男性少见，中国人罕见。

36. 食管有什么特点吗？

医生：食管长得挺有特点的。

比如：食管以鳞状上皮为主，但近贲门处为腺上皮；所以食管有鳞癌，也有腺癌。

食管自内向外可分为黏膜层、黏膜下层、肌层和外膜，食管没有浆膜层，所以食管癌比其他肿瘤更容易发生局部或远处转移。与胃早期肿瘤的内镜手术切除相比，内镜下食管早癌切除术手术操作难度更大，穿孔等并发症的发生率也更高。

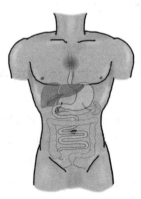

食管的血供也并不丰富，特别是上段食管更是如此，所以上段食管手术后的创面愈合速度相对较慢。

食管有 3 个生理狭窄处：第一个在食管起始部；第二个在左右主支气管分叉处；第三个狭窄在食管与膈肌交界处。吃东西不当心时，就会在这三个狭窄处卡上食物或其他吞咽物，造成堵塞或穿孔等风险。此外，第二、三狭窄处也是食管癌好发部位，所以，如果出现越来越重的吞咽困难（医生喜欢用"进行性"来形容），也就是吃了东西咽下去的时候感觉不顺畅，就要当心食管癌的可能性了。

37.　食管癌都是吃了东西咽不下去吗？

医生：食管癌的临床表现主要是进行性吞咽困难、体重下降、胸骨后痛或上腹痛；近期出现的、越来越加重的返食，也有可能是食管癌的表现。

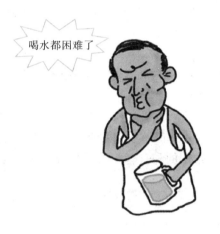

喝水都困难了

表浅的食管鳞癌常无明显临床症状，偶有进食粗糙或刺激性食物后，胸骨后有烧灼感、刺痛感或针刺感，多数在行胃镜检查时被偶然发现。

医生提醒：若您在 50 岁以上（高发区 40 岁以上），有上述症状，就应尽早就医进行系统检查，看看食管有没有问题。

38.　我是河南林县人，最近吞咽都困难了，是不是食管癌？

医生：不能这么类比。医学上同一症状不同疾病，同一疾病不同表现的很多，千万不能按图索骥！

吞咽困难（dysphagia）是一种很常见的临床症状，是指食物从口腔至胃、贲门的运送过程中，因各种原因导致的受阻的感觉。

有问题的吞咽困难（器质性）往往会进行性加重，而功能性或假性吞咽困难，往往有情绪史或神经症，症状不会进行性加重，吃东西并无困难，通过检查我们也可以发现患者其实并没有食管的病变。

河南林县确实是食管癌高发区，但也不是人人都患癌。您从林县出来多年，脱离了当地的环境，又没有常常吃烫食的习惯，不是常吃腌制食品，家里老人也不是因食管癌去世的，应该说患食管癌的风险没有那么高。

39. 怎样才能知道自己有没有患食管癌？

医生：您看，您有明确的上消化道食管相关症状，虽然我们考虑您有明确情绪史，但鉴于您的籍贯和年龄，还是应该给您做一些相关的食管检查。

常用的和食管相关的检查有以下几种。

分 类	项 目	意 义
简单无创的检查	血常规	可以早期发现食管黏膜病变导致的失血性贫血患者
影像学检查	便常规+潜血	可以发现食管病变的位置。超声内镜还能判断病变侵犯的深浅，周围是否有转移的淋巴结
	食管吞钡	
	上消化道造影	
	胃镜及染色内镜	
	超声内镜	
	胸部（增强）CT	
	PET/CT（必要时）	
病理检查	食管细胞拉网法（罕用）	可以确诊
功能性检查	食管 24 小时 pH 监测	对反流性食管炎、贲门失弛缓症、胡桃夹食管等均有较好的诊断意义
	食管下端括约肌功能检查	

医生提醒：其中能协诊食管癌的常用检查有：食管吞钡、上消化道造影、胃镜及染色内镜、超声内镜、胸部（增强）CT、PET/CT 等，特别是胃镜下活检是诊断食管癌的最好方法，其诊断准确率超过 95%。食管细胞拉网法在高发区应用仍较广泛。

　　胃镜及功能性检查前应该禁用抑酸药物至少 2 周，以免影响检查结果。

　　我们建议您可以首选胃镜检查。因为食管癌的确诊是一定需要病理诊断的（消化道内镜或手术病理），而消化道内镜或必要时内镜下取病理检查，是非常好的一种方法。

40. 目前常用的食管癌的治疗方法有哪些?

　　医生：广义的来说，包括对症治疗和对因治疗。不知病因时，医生都会给患者对症支持治疗。

　　对症治疗有：营养支持治疗、心理安慰治疗、其他相应支持治疗等。

　　对因治疗有：手术、放疗、化疗及中医药治疗等。特别是内镜技术的发展，对于早期食管癌来说，内镜下黏膜切除术（EMR）、内镜下黏膜下剥离术（ESD）及内镜下消融术可取得较好的治疗效果。

　　治疗方式的选择需根据患者的一般情况、病变部位、长度及肿瘤的侵袭程度综合考虑，患者的主观意愿也是需要考虑的一方面。

41. 什么是早期食管癌?

　　医生：早期食管癌是一个病理学上的概念，指局限在黏膜层，而没有突破黏膜肌层的食管癌。我们一般将其分为 3 期：M_1 期，病变局限于上皮内；M_2 期，病变突破上皮层，未累及黏膜肌层；M_3 期，病变累及黏膜肌层，但未突破黏膜肌层。

这些名词有些复杂，但可以明确告诉您的就是早期食管癌预后极佳，早期发现及时采取内镜下手术或其他手术方式，顺利的话，基本都可以治愈。

42. 早期食管癌有哪些手术方式?

医生：表浅的早期食管癌可行内镜下微创手术，内镜下黏膜切除术（EMR）、内镜下黏膜下剥离术（ESD）及内镜下消融术。

内镜下黏膜切除术（EMR）是在息肉电切术和黏膜下注射术基础上发展起来的一种针对黏膜病变的新型治疗手段。该方法为 1973 年由德国 Deyhle 首次发表。1984 年，由多田等应用于胃部病变。现在也用于食管及结肠的病变。

EMR

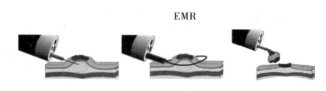

内镜下黏膜切除术

具体操作见上图：①通过黏膜下注射肾上腺素或生理盐水；②使得病变组织抬高，使黏膜层与肌层分离（抬举征阳性）；③用高频电刀切除黏膜病变。

优点：可以完整切除病变组织，减少出血、穿孔等并发症的发生，同时能获得完整标本行病理检查。

内镜下黏膜下剥离术（ESD）是近年来主要针对早期消化道肿瘤和癌前病变而新生的一项内镜下治疗手段。

该方法始于 1994 年，日本学者 Takekoshi 等发明 IT 刀，首先对直肠病变进行黏膜下剥离。1999 年，日本专家 Gotoda 等对直径 2.0 厘米的消化道早期癌进行 ESD 治疗并一次性切除成功。

其操作方法见上图：①胃黏膜标记；②病变部位内镜黏膜下注射；

ESD

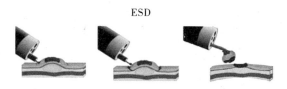

内镜下黏膜下剥离术

③对抬举征阳性病变进行边缘切开；④利用几种特殊的高频电刀，将病变所在的黏膜完全剥离；⑤较大创面的止血处理等。

优点：微创。病变黏膜及黏膜下组织可完整大块剥除。早期肿瘤可获根治。

内镜下消融术因无法获得病理，目前并不常规推荐。

43. 什么样的早期食管癌患者可以行内镜下黏膜下剥离术（ESD)？术后常见的并发症有哪些？

医生：早期食管癌行内镜下黏膜下剥离术（ESD）的适应证是病灶<2 厘米，无淋巴转移的黏膜内癌。

常见的术后并发症有出血、穿孔、纵隔气肿、皮下气肿等，但若是有经验的操作者进行操作，发生率很低。

44. 内镜下黏膜下剥离术（ESD）在早期食管癌处理上有哪些优势？

医生：内镜下黏膜下剥离术（ESD）的优点很多。

（1）与传统手术方法相比，内镜下操作具有创伤小的优点，充分体现微创治疗的优越性；患者易耐受，最大限度地保留了正常组织和它的功能。

（2）患者无需开胸、剖腹手术，住院天数少，手术费用较传统手术少。

（3）从疗效来看，实施内镜下黏膜下剥离术手术的患者，据报道其术后肿瘤复发率约在1%，与传统开刀手术相似。

（4）内镜切除术具有获得完整病理标本的优点，有利于医生明确肿瘤浸润度、分化程度、血管和淋巴浸润情况，有利于评估患者预后，并决定是否需要追加外科手术。内镜下切除病变的基本要求是"完整切除，无病变残留"。

（5）与内镜下黏膜切除术（EMR）相比，内镜下黏膜下剥离术（ESD）可以把较大面积的、形态不规则或合并溃疡、瘢痕的肿瘤一次性完整地从固有肌层表面剥离，一次性完整切除率达到96%以上，明显减少了肿瘤的残留和复发。

（6）个体化治疗，针对性强。内镜下黏膜下剥离术（ESD）治疗可以根据早期胃癌的部位、大小、形状和组织类型制订合理的个体化治疗方案，既能保证肿瘤的彻底切除，又能最大限度地保留正常组织及其功能。

（7）同一患者可接受多次内镜下黏膜下剥离术（ESD）治疗，同时一次也可以进行多部位治疗。

45. 食管癌术后要注意什么？

医生：早期食管癌患者可单纯手术，术后无需放化疗；早癌以外不适合内镜下操作，且无明显远处转移的食管癌，若患者一般情况良好，可行开胸直视下食管癌切除术，甚至可以酌情行胸腔镜下食管癌切除术。术后需行放化疗以降低肿瘤复发的可能性。

医生提醒：食管癌化疗药物的治疗进展较快，药物副作用各有不同，必要时建议参考第28问，并详询化疗科医生。一定要记住这一点哦！

此外，避免各类导致食管癌高发的不良生活、饮食习惯，注意食管黏膜保护是最重要的注意事项。定期复查也是关键。

46. 食管癌应该选择何种放疗？

医生：理论上，根据放疗目的的不同，食管癌的放疗可以分成以下4种。

（1）术后放疗：对于已经做了手术的患者，如果是肿瘤侵犯到食管外、有淋巴结转移或者是肿瘤没有切除干净，术后应行放射治疗，降低患者复发的可能性。

（2）术前放疗：对部分没有远处转移，但局部直接手术切除困难的患者，可以先做放化疗，目的是使肿瘤缩小，从而争取手术机会。如果放疗后评估可以手术切除，通常医生们会在放疗后6周左右做手术；如果仍然不能手术切除，则可以选择根治性放疗。

（3）根治性放疗：以下几种情况可以选择根治性放疗，①早期、中期的颈段食管癌；②没有远处转移，但局部无法手术切除的食管癌；③能手术切除的早期、中期食管癌，但由于年龄、基础疾病、身体条件等无法手术的。

（4）姑息性放疗：对晚期不能手术患者，可以通过放疗减轻患者疼痛、改善进食困难，并可以延长患者的生存时间。

放疗方式可以选择外照射或腔内照射放疗。

医生提醒：通过放化疗，部分患者可以获得较好的疗效。

47. 食管癌放疗的主要副作用有哪些？如何减轻痛苦？

医生：放射线是一把双刃剑，在治疗肿瘤的同时也会损伤周围的正常组织。食管癌放疗时也会产生这样或那样的副作用，常见的有以下几种。

（1）放射性食管炎：因射线损伤食管黏膜造成多数患者有不同程度的表现，常表现为进食疼痛、烧灼感等，症状较轻的患者可通过吃流食、软食等减轻症状；如症状重，无法进食，可以口服胃黏膜保护剂如硫糖铝、局部麻醉药物如利多卡因等缓解，或通过静脉输注营养液给予必要的营养支持。必要时暂停放疗，直至症状缓解。

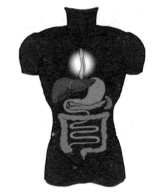

（2）放射性胃炎：胃与食管相连，如果放疗照射到了胃，就有可能会出现恶心、呕吐的症状，影响吃饭。如果出现此症状，可口服止吐药物缓解。

（3）放射性肺炎：在食管癌的放疗过程中，不可避免地会照射到肺，少数患者会出现放射性肺炎，常表现为咳嗽、憋喘，如果合并感染还可能会发热、咳痰等，严重的放射性肺炎可能危及生命。如放疗过程中及放疗结束后一段时间出现上述症状，应该及时去医院找相关医生诊治，由医生判断是否是放射性肺炎，并行相应的治疗。

医生提醒：每位患者的放疗剂量都是由专业医生根据患者当时情况十分个性化地制订出来的，绝大部分患者放疗过程中出现的副作用都是可以承受的，所以，患者朋友们真的不必要因为过分担心放疗的副作用而放弃治疗。

48. 无法切除的晚期食管癌还有什么其他的治疗办法吗？

医生：随着内镜器械的发展，有些无法切除的晚期食管癌还可行胃镜下食管内支架置入术，也就是用一个金属支架把堵住的食管腔撑出个隧道来，缓解食管腔梗阻，解决无法经口进食的问题，但有造成或加重胃食管反流病的可能。

总之，两害相权取其轻吧！

49. 食管癌可以预防吗?

医生：对肿瘤的完全预防难题目前尚未攻克，但我国已在食管癌高发区，如河南林县进行病因学干预（一级预防），如改良饮水、防霉去毒、改变不良生活习惯等。同时在食管癌高发区进行定期普查，尽量早发现早治疗，避免了无法治疗的食管癌的发生，也算是预防了。

老张经医院消化内科行胃镜检查后发现根本没有食管癌证据，最终诊断为"癔球症"，是精神紧张引起的。

老张知道自己暂时没有食管癌证据，心情明显放松；同时也经医生详细介绍食管癌相关知识后，不再谈癌色变；"十分明显的吞咽困难"症状，奇迹般地一天就消失了。

老张逢人就说："没病别找病，有病早看病，得病早治病。多和医生交朋友，身体健康乐悠悠……"

您说是不是呢？

小 TIPS：

我最关心的问题是： 1. _____

2. _____

3. _____

我曾经的诊断：

我曾经的用药：

药　　名	用　　法		疗　　程
	片/次	次/天	

1.

2.

3.

4.

5.

6.

7.

8.

9.

10.

三

胃　癌

老张有了怀疑食管癌的经验后，逢人就宣传肿瘤不可怕，重要的是生活起居有节，预防为先。

老张的同事老于，今年 53 岁，业务员，好饮酒，曾有胃溃疡病史——上消化道造影诊断。既往总是天气变凉时觉得上腹部不适，最近 1 年觉得"总是不舒服"，饭吃得比过去少，吃多了很难受，总有饱胀感，酒也不大敢多喝了；嘴巴里还老有味儿，吃多少口香糖也不管用……

老张觉得老于瘦了，推荐老于看医生。

老于今天来院就诊。

50. 医生，我有个地方不舒服（下图箭头所示），是胃病吗？

医生：您真聪明，这个部位是我们腹腔的一部分，胃、肝、大肠不舒服都可以在这个区域有反应，甚至急性阑尾炎的早期这里都可能不舒服。不过，像您这样有明确胃溃疡史的患者，这部位这么长期不舒服，还是胃的病变可能性比较大。

人类的胃，胚胎发育上来自前肠，像一个大口袋，位于上腹部横膈下，上接食管、下连十二指肠球部，是消化管腔脏器中最膨大的一部分。

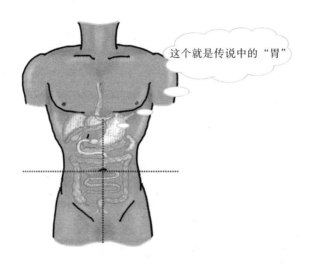

这个就是传说中的"胃"

胃连接食管的口称为"贲门"，连接小肠的口称为"幽门"（参见第1问）。这两个出入口的地方有2处较强有力的括约肌组织，为我们的食物把关。

医生眼里的胃，根据解剖可分胃底、胃体、胃窦三个部分；外科医生为了手术需要，更常用贲门、胃底、胃体、胃窦来划分胃。按功能又可分为近端胃（胃底+胃体近端1/3）及远端胃（胃体远端2/3+胃窦）。

51. "肚子胀"是什么原因?

医生：若从研究角度，胃体中部距贲门5~7厘米内有胃电起搏点，可以产生一种胃平滑肌慢波，使胃部肌肉进行有规律地蠕动，如果这一神经区受损伤或者因手术切除，胃动力就会变差，吃了东西就容易饱胀——"饭不容易下去""肚子胀"。

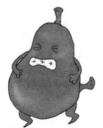

当然，专业地讲，胃还有其他的胃电信号，但前者的可能最重要。

"肚子胀"有很多原因，需要仔细结合病史、体征及辅助检查仔细鉴别诊断。中医还认为与脾气虚有关。

我觉得您曾经有明确胃溃疡病史，首先要考虑胃溃疡相关的病变。

52. 胃溃疡是什么病，为什么这么顽固，总也不好？

医生：胃溃疡是消化性溃疡中常见的一种，是胃黏膜在某种情况下被胃酸或胃蛋白酶消化而造成的溃疡，溃疡的黏膜缺损超过黏膜肌层，如果没有超过，医学上称为糜烂。糜烂愈合后是没有瘢痕的，而溃疡愈合后会有瘢痕，遇到一些损伤胃黏膜的情况，溃疡瘢痕处就比较容易再发溃疡，也就大家说的复发、老溃疡。

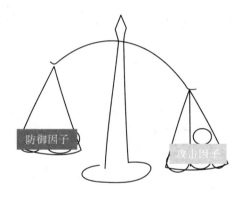

胃溃疡的发生机制，主要是攻击因子增强和防御因子减弱造成的。

您好饮酒，酒是一个比较强的胃黏膜攻击因子，这样溃疡就容易产生，也不容易愈合。

另外，您说您嘴巴里面总有味道，我也怀疑您可能有幽门螺杆菌感染。

53. 什么是幽门螺杆菌？它有什么危害？

医生：幽门螺杆菌，简写为 H. Pylori，我国常常称其为"Hp"，是寄生于胃黏膜上皮表面的一种带鞭毛、微需氧的细菌（革兰阴性）。

1982 年由澳大利亚学者 Marshall 和 Warren 首先分离并培养出来，并因之获得了 2005 年诺贝尔生理学和医学奖。

目前已明确幽门螺杆菌为慢性胃炎、消化性溃疡、胃黏膜相关淋巴组织（MALT）淋巴瘤、胃癌、部分特发性血小板减少性紫癜的重要致病因素之一。

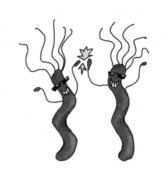

现在网络上介绍幽门螺杆菌的文章很多，检查方法也多种多样。有需要可以参考，但没必要"谈虎色变"。

54. 怎么能知道自己是否存在幽门螺杆菌（Hp）感染?

医生：幽门螺杆菌在胃内能生存，得益于其独特的螺旋形带鞭毛的结构，以及能分泌一些适应性的酶和蛋白，特别是这种菌能分泌出围绕菌身的氨（NH_3）云，在胃酸的环境中保护了自己，避免了强力胃酸的灭菌作用。

氨气是有味道的，所以这类患者总觉得自己嘴巴里有味道，怎么刷牙做清洁都没办法清除。当然，口腔有异味首先要排除牙周炎，因为国人牙周炎的患病率约为 45%。

医生提醒：幽门螺杆菌感染者口腔内往往有一些特殊的味道。

55. 常用的幽门螺杆菌检测方法有哪些?

医生：我们检测幽门螺杆菌主要使用两大类方法。

侵入性（胃镜下活检）	非侵入性
胃黏膜直接涂片染色镜检	^{13}C-尿素呼气试验（UBT）
胃黏膜组织切片染色镜检（WS 银染、改良 Giemsa 染色、甲苯胺蓝染色、免疫组化染色）	^{14}C-尿素呼气试验
	粪便幽门螺杆菌抗原检测（单抗或多抗）
细菌培养	血清和分泌物抗体检测（唾液、尿液等）
基因检测（聚合酶链反应法、寡核苷酸探针杂交等）	基因芯片
	蛋白质芯片
免疫快速尿素酶试验	

临床常用的无创检查有 ^{13}C 或 ^{14}C-UBT 试验，为微量放射性核素检查；检查当日应该空腹。侵入性检查为胃镜下快速尿素酶试验；部分患者也会做组织切片染色检查。对于难治性的幽门螺杆菌，特殊实验室会行细菌培养，找出对该菌株敏感的抗生素后，进一步进行针对性的个体化治疗。

医生提醒：检查前均要求至少半个月内不服用抑酸、抗酸及抗生素治疗，以免产生假阴性结果。

56. 胃里有幽门螺杆菌感染，都需要治疗吗？

医生：刚才我们说过，幽门螺杆菌（Hp）目前已被明确为是慢性胃炎、消化性溃疡、胃黏膜相关淋巴组织淋巴瘤、胃癌和部分特发性血小板减少性紫癜的重要致病因素之一。

所以我国 2012 年幽门螺杆菌相关指南明确指出了根除的适应证。

其中个人强烈要求治疗的，也是治疗的指征之一。

《2015 年京都共识》建议只要现在有 Hp 感染，就要 100% 根除。

鉴于您中年，有长期胃溃疡史，尚需警惕是否有恶变的可能（1% 左右），所以您应该首选胃镜检查，明确病变性质及是否存在幽门螺杆菌感染，再行合理治疗。

我国推荐的根除幽门螺杆菌适应证和推荐强度（2012 年）

伴幽门螺杆菌阳性的疾病	强烈推荐	推荐
消化性溃疡（不论是否活动和有无并发症史）	√	
胃黏膜相关淋巴组织淋巴瘤	√	
慢性胃炎伴消化不良症状		√
慢性胃炎伴胃黏膜萎缩、糜烂		√
早期胃肿瘤已行内镜下切除或手术胃次全切除		√
长期服用质子泵抑制剂		√
胃癌家族史		√
计划长期服用非甾体抗炎药（包括低剂量阿司匹林）		√
不明原因的缺铁性贫血		√
特发性血小板减少性紫癜		√
其他幽门螺杆菌相关性疾病（如淋巴细胞性胃炎、增生性胃息肉、Ménétrier 病）		√
个人要求治疗		√

57. 如果查出幽门螺杆菌，目前常用的根除治疗方法有哪些?

医生：目前常用的有三联方案和四联方案。

三联方案：一般包括一种质子泵抑制剂（PPI）和 2 种抗生素，服用 14 天；四联方案：三联方案基础上+铋剂，服用 10 天。

具体方案选择应根据患者年龄、病情、所在地抗生素耐药性情况等多角度考虑；由专科医生开处方。

医生提醒：需要注意：①药物的不良反应；②患者服药的时间及依从性。后者也是保证幽门螺杆菌根除的关键因素之一。

58. 根除完幽门螺杆菌后还需要复查吗?

医生：如果明确符合幽门螺杆菌根除适应证，并行根除治疗的患者，必须在根除治疗结束至少 4 周后，也就是完全停药（不能服用质子泵抑制剂、抗生素及铋剂）至少 1 个月后，进行幽门螺杆菌感染相关检查。首选^{13}C 或^{14}C-尿素呼气试验。

符合下述三项之一者，可认为幽门螺杆菌已被根除：①^{13}C 或^{14}C-尿素呼气试验阴性；②幽门螺杆菌粪便抗原检测阴性；③基于胃窦、胃体 2 个部位取材的快速尿素酶检测均阴性。一般选用标准①。

59. 复查时发现幽门螺杆菌没根除掉，怎么办?

医生：这种情况并不少见。第一，要考虑检测的准确性问题。第二，应该注意询问患者服药的依从性问题。第三，需要考虑到耐药性问题，必要时应该做药敏试验后再行个体化根除治疗。第四，不除外交叉感染问题（幽门螺杆菌可以经口-口、粪-口传播，人群易感性十分高）。第五，研究认为，患者的口腔是幽门螺杆菌（Hp）除胃部以外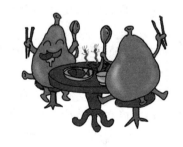的第二定居地，在牙菌斑、龈袋、龋齿、牙髓、舌背部、唾液中的幽门螺杆菌的检出率均较高，所以完善口腔卫生也是根除幽门螺杆菌成功的有力辅助措施。

总之，如再行药物根除，需避免之前行根除治疗时的问题，并考虑患者的风险-收益比。**具体必须咨询专科医生。**

> 老于接受了医生的建议，做了胃镜检查。结果发现：慢性萎缩性胃炎，胃窦陈旧性溃疡。幽门螺杆菌快速尿素酶法：强阳性！胃溃疡周围黏膜病理：胃腺癌！
>
> 老于很紧张。

60. 得了胃癌了

医生：非常遗憾，您还真是得了胃癌了。胃癌病因多样，多数由长期萎缩性胃炎发展而来，您的胃癌应该也与您长期慢性胃溃疡、长期幽门螺杆菌感染和长期饮酒相关。

您得的是胃腺癌，是胃肿瘤的一种。胃肿瘤的 WHO 病理学分类其实主要包括以下三大类：上皮肿瘤、非上皮肿瘤以及转移癌。腺癌属胃上皮来源的肿瘤中恶性的那一种。

本书主要讨论上皮肿瘤中的胃腺瘤和腺癌。

61. 胃癌是怎么分期的？

医生：胃癌其实有自己的 TNM 分期，专科医生们是根据这个分期告诉您是否已经晚期以及如何处理的。

一般医生说在 0～ⅠA 期，是指相对早期的胃癌，Ⅱ期以上则为进展期了。

为明确临床分期，临床上往往还需要行消化道内镜、CT 检查，部分患者的精准分级甚至需要结合手术切除下来的病理标本来判断。

临床上，早期胃癌约占胃癌的 70%，可以没有任何不适及体征上腹不适、食欲不振及消瘦是最常见的临床症状。我国因种种原因，早期胃癌发现率不足 30%。

> **医生提醒**：没有胃病的患者出现上腹不适或疼痛，有溃疡病史的患者出现腹痛频率改变、程度加重，有些患者莫名出现食欲减退、消瘦乏力、梗阻、消化道出血等较严重消化道症状，都需考虑胃癌的可能。

62. 胃癌的临床分期有什么用？

医生：当然有用了。之所以要明确胃癌的临床分期，主要是与临床治疗及预后密切相关。

临床治疗可参考日本 2010 年胃癌治疗指南第三版中的推荐。不同分期的病变，选择的治疗方法明显不同：早期胃癌患者，内镜下治疗效果很好；而Ⅱ～Ⅲ期患者就需要辅助化疗；Ⅳ期以上则无论如何综合治疗，5年存活率都不高。

为合理治疗，尚需结合患者社会家庭、经济状况等多方面综合考虑，才能取得最大收益，不至于劳民伤财。

北京协和医院胃癌组也提出了自己的胃癌治疗方案，有待临床进一步验证。

63. 胃癌一般怎么放疗？

医生：胃是腹腔内的游离脏器，放疗较少。但对于无远处转移，局部彻底切除困难的近端癌患者，也可通过术前放疗降低肿瘤分期，创造手术机会。

胃癌放疗的范围包括胃肿瘤及周围的淋巴结引流区，不同原发位置的肿瘤，照射的淋巴结引流区不同。胃癌辅助放疗的剂量常为45~50戈瑞。

如果最终的评估觉得您需要放疗，您就应该详询您的放疗科医生了。

64. 胃癌放疗的副作用及注意事项有哪些?

医生：（1）胃癌放疗中会照射到胃，可能会引起恶心、呕吐等症状，如症状较重，可用止吐药治疗，一般来说，在治疗结束后症状会慢慢缓解。

（2）胃癌放疗中需警惕胃及十二指肠的溃疡、穿孔、出血，放疗过程中如出现腹痛、发热、呕血、黑便等症状，应马上联系主管医生，防止更严重的副作用发生。

（3）因为放疗过程中肝脏、肾脏会受到照射，需每周抽血检查肝肾功能，防止出现严重的放射性肝、肾损伤。

（4）骨髓抑制：同步放化疗时，可能会出现血中的白细胞、中性粒细胞、血红蛋白、血小板等减低，所以放疗过程中必须每周查血常规，如上述指标降低较多，需暂停放化疗，并行相应的对症支持治疗。

（5）放疗结束后少部分患者可能会出现放射性肠炎，表现为长期慢性腹泻、黏液脓血便、反复的肠梗阻等，症状轻时可观察，并通过调节饮食改善，必要时可给予对症的药物；严重的可能需手术治疗。

（6）因为胃是一个随着吃饭、喝水的多少而体积、位置不断变化的器官，所以应该听从医生要求，在治疗前和定位前吃饭、喝水的量相近，才能保证治疗的准确性。

65. 为了明确胃癌的临床分期，需要做哪些检查?

医生：您目前应该再做一次超声内镜、胸腹盆增强CT、腹部核磁的检查。

　　老于接受了胸腹盆增强 CT 的检查，并进一步行超声内镜下肿瘤分级的诊断，确诊为 $III_A T_2 N_2 M_0$。

　　之后，老于顺次进行了幽门螺杆菌根除，并拟行新辅助化疗+手术的治疗。

　　老于也经常向医生请教胃癌的其他问题。

66. 胃癌患者多吗？

　　医生：多。近年虽然发病率有所下降，但数量仍然较多，尤其是在发展中国家，特别是农村地区，情况更不容乐观。

　　据世界卫生组织 2008 年报告（GLOBOCAN 2008），2008 年全球胃癌新患者共989 600例，死亡738 000例，70%的新发病例和死亡病例来自发展中国家；我国更占了 47%之多。2008 年我国的新增病例463 000例，占全球的 46.8%；死亡352 000例，占全球的 47.8%；按地域划分，东亚、东欧和南美洲发病率最高，北美和非洲大部最低。

　　有些地方统计胃癌发病率在全身各种肿瘤中，男性发病率为第四位、死亡率第三位，女性发病率、死亡率均居第五位。一般来说，男性胃癌病例数为女性的两倍。

　　当然，全球大部分地区发病率已明显下降，这得益于冰箱的普及使新鲜蔬菜水果易得、民众对盐的依赖减少和摄入量降低、幽门螺旋杆菌感染率下降、吸烟人数减少等。

　　但是，胃癌仍是全球第四大恶性肿瘤，是第二大致死性肿瘤。

67. 胃癌的高发因素有哪些？

　　医生：文献报道有以下数种高危人群。

　　（1）年龄：越大越容易得；但转移概率较年轻者为低。

（2）饮食习惯，如以下方面：①咸食可以增加癌前病变及胃腺癌风险；②腌菜、腌肉等致癌可能与亚硝胺相关；新鲜蔬菜和水果可以降低肿瘤发病风险；③辣食致癌可能与反复胃黏膜损伤相关；④吸烟可以同时造成很多疾病，特别是肺癌，也可增加胃癌风险1.53倍；⑤饮酒可以直接刺激胃黏膜，但未证明两者有确切关系。

（3）胆汁反流：术后5～10年残胃癌风险明显增高，特别是毕Ⅱ式术后。应该定期随诊。

（4）幽门螺杆菌（Hp）感染：导致黏膜萎缩、肠化及不典型增生，明显增加患胃腺癌风险。

（5）新鲜果蔬吃得少的人常吃新鲜蔬菜水果可以起到一定的保护作用，维生素 C、维生素 E、类胡萝卜素、叶酸等对降低发病风险有益。

68. 胃肿瘤还有哪些分类方法？

医生：按发生部位分为：胃底癌、胃体癌、胃角癌和胃窦癌及弥漫性肿瘤。常见的胃癌好发于胃体和胃窦。

按肿瘤是否转移可分为：非转移癌（含原位癌）、转移癌（含淋巴结转移的胃早期癌）。

按肿瘤外形大体观可分为：进展期癌和胃早癌。前者可以分为鲍曼Ⅰ、Ⅱ、Ⅲ、Ⅳ型，其中Ⅳ型须与弥漫性胃炎或黏膜粗大型胃病相鉴别。胃早癌则往往仅黏膜颜色发红或白，略凹陷或隆起或息肉样改变，普通内镜不易发现，往往需要有经验的医生结合色素内镜综合判断。确诊需病理。

也可按病理类型和临床分级来分类。

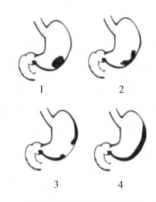

进展期胃癌的鲍曼分型

69. 听说胃癌有"报警症状",是哪些呢?

医生:40 岁以上患者,出现无明显原因的便血、贫血、体重减轻、经正规抗胃炎治疗 2 周后症状无明显改善的,都可以视为胃癌的报警症状,均需引起患者及医生的高度重视,更应尽快行消化道相关检查。

70. 用手能摸出胃癌吗?

医生:早期胃癌没有什么体征,用手摸是摸不出来的,往往行内镜检查时才偶然被发现。中晚期患者可有上腹部不适、腹部包块、腹部"鼓包"、颈部"疙瘩"及其他肿瘤转移到其他脏器时的症状,如转移到肺可有咳嗽及咯血,转移到肝脏可出现肝功能异常、黄疸和腹水等。

71. 什么样的人需要筛查胃癌?

2014 年文献报道,胃癌筛查年龄应依地区发病率及个体危险性而定。比方说,在胃癌高发的国家如日本和韩国,40 岁开始就应该进入胃癌早期筛查。

初步筛查应该集中在流行病学提示高发区(如青海为胃癌高发区)、遗传高危人群(如家里有人患胃癌或消化系统肿瘤)及幽门螺杆菌感染者中。血清胃蛋白酶原 Ⅰ 和 Ⅱ 以及胃泌素是无创发现萎缩性胃炎的好方法。有着上述癌前病变的患者应该接受内镜检查并进入筛查队列。

而在低发病国家,识别高危人群应排第一位。低发病区普通人群危险因素的筛查费效比不高,不推荐常规筛查。

在西方国家,因胃癌发病率并不高,故国家没有常规筛查,确诊往往为晚期,治愈率低;而在胃癌高发区的日本和韩国,则因国家提供早癌筛查,约 50% 的胃癌为早癌,明显提高了治疗及预后。

北京协和医院多年来也致力于我国的胃早癌筛查研究及培训，经培训后的消化科医生对我国胃癌的早期发现做出了较大的贡献。

72. 胃癌能不能早早地发现?

医生：胃癌的癌前状态可以存在很长时间，是一个临床概念，主要包括：慢性萎缩性胃炎、胃溃疡、胃息肉、残胃炎、恶性贫血、胃体有显著萎缩者、胃黏膜巨皱襞症（Ménétrier 病）等。这类患者应该至少一年复查一次胃镜。

癌前病变其实是一个病理学概念，主要包括肠上皮化生（肠化）、不典型增生（异型增生）。重度不典型增生或异型增生临床往往按原位癌处理了，可以算是早早发现胃癌吧。

73. 除胃镜外，胃癌的筛查方法有哪些?

医生：目前在日本，常用的有血清胃蛋白酶原 I 和 II。但是，最可靠的检查还是胃镜检查，同时行病理检查。筛查癌前病变时，消化道钡餐、胃胶囊内镜均是可行的方法。

74. 为什么说胃镜发现胃癌有优势?

医生：因为胃镜是在专科医生的直视下观察胃壁黏膜，在发现胃癌的敏感性及特异性上，比钡餐等影像学检查更高，特别是胃镜发现病变可以取组织活检进行病理学诊断，对病变确诊大有助益。

目前，结合色素内镜、窄光谱内镜、放大内镜、共聚焦内镜、超声内镜等多种先进的内镜技术，消化科医生可以结合病变胃黏膜颜色、边界及表面形态变化等综合判断，发现局限早期仅累及黏膜层的胃早癌，大大提高胃癌治愈率。

简单地说，胃镜发现胃癌的敏感度、特异度高，更直观，可诊、可治。在我国胃镜检查价格低廉，实属发现胃癌的好方法。

75. 什么是早期胃癌？

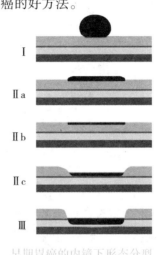

医生：医学定义早期胃癌为肿瘤细胞局限于胃黏膜或黏膜下层，无论是否伴远处或淋巴结转移者。

早期胃癌的内镜下形态分型可分为Ⅰ型：突起型；Ⅱa型：表面突起型；Ⅱb型：平坦型；Ⅱc型：表面凹陷型；Ⅲ型：凹陷型。其中Ⅱb型最难辨认。

早期胃癌的内镜下形态分型

76. 内镜下早期胃癌是如何处理的？

医生：近年内镜下早期胃癌处理新技术有内镜下黏膜切除术（EMR）和内镜下黏膜下剥离术（ESD）（参见第42问）。

EMR

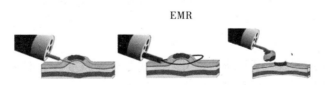

内镜下黏膜切除术

胃内镜下黏膜切除术的绝对适应证有：分化良好或中分化胃腺癌和（或）乳头瘤，无静脉和淋巴浸润，并具备以下条件之一，①仅限于黏膜层，Ⅱa病变，直径小于2厘米；②仅限于黏膜层，Ⅱb和Ⅱc病变，直径小于1厘米，胃镜和（或）病理确定无溃疡或溃疡瘢痕。

相对适应证：分化良好或中分化胃腺癌和（或）乳头瘤，无静脉和淋巴浸润，并具备以下条件之一：①直径>2厘米的、无溃疡及瘢痕形成的、仅限于黏膜层的病变；②直径<3厘米有溃疡或瘢痕形成仅限于黏膜层的病变；③直径<3厘米的仅限于黏膜下浅层（SM1）的病变；④弥漫型分化差，直径<2厘米的无溃疡及瘢痕形成的局限于黏膜层的病变。

ESD

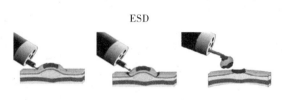

内镜下黏膜下剥离术

胃内镜下黏膜下剥离术（ESD）的适应证有：①早期胃癌，肿瘤直径≤2厘米，不合并溃疡的未分化型黏膜内癌；不论病灶大小，不合并溃疡的分化型黏膜内癌；肿瘤直径≤3厘米，合并溃疡的分化型黏膜内癌；肿瘤直径≤3厘米，不合并可疑的分化型黏膜下层癌；②癌前病变直径>2厘米的病灶；③部分良性肿瘤，如胃息肉、胃间质瘤、异位胰腺、脂肪瘤等，包括部分来源于固有肌层的肿瘤。

二者的禁忌证均包括：严重的心肺疾病、血液病、凝血功能障碍。病变抬举征阴性。不具备无痛内镜条件的医疗单位。

另外，对于一般状态差的患者，不主张行内镜下黏膜下剥离术。

医生提醒：胃壁自内向外分为四层：黏膜层（含黏膜肌层）、黏膜下层、肌层和浆膜层。

胃的肌层比较厚，所以行胃黏膜层或黏膜下层微创手术，与食管微创手术比，不容易造成穿孔。

内镜下胃早癌的治疗需要有经验的专科医生进行充分评估、充分交待病情后行相关操作。医生们做临床处理其实都是十分慎重的。

77. 胃息肉会变癌吗?

医生:严格地说,这需要参考息肉的病理类型而定。一般而言,炎症性息肉不易癌变。增生型及腺瘤型的胃息肉是有可能癌变的,建议切除;或注意密切随访,一旦病变有恶化表现,必须尽早行内镜下或手术切除。

医生提醒:①切除的病变必须交送病理检查;②术后需酌情应用抑酸药及黏膜保护剂。

78. 胃腺瘤是怎么回事?

医生:胃腺瘤是指发生于胃黏膜上皮细胞,大多由增生的胃黏液腺所构成的良性肿瘤。

胃腺瘤可发生于任何年龄,多见于40岁以上男性,在萎缩性胃炎、胃酸缺乏及恶性贫血患者中发生率较高。其好发于胃窦部,基底常有蒂,可单个或多个存在。早期无症状,若黏膜破损可导致贫血及粪便隐血试验阳性;若近幽门可造成幽门梗阻等,部分有恶变倾向。

医生提醒:胃腺瘤的诊断主要依靠影像学检查和胃镜检查。胃镜检查不仅可以对腺瘤的部位、形态、大小及数目做出诊断,还可通过活组织检查明确是否存在恶变,在有条件的医院应该首选。

79. 胃癌会转移吗？转移途径是什么？

医生：转移是恶性肿瘤的特点和直接导致患者死亡的重要因素，是影响癌症患者预后的重要因素。

淋巴转移是胃癌转移的主要途径，肿大的淋巴结常出现在胃周、腹部大血管周围，甚至锁骨上、脐周等远离胃的地方。

血行转移一般发生于胃癌晚期，可出现肺部、脑部或骨骼的转移灶。

还有一种重要的转移方式，就是当癌肿浸透浆膜后，癌细胞可脱落种植于腹膜、网膜或其他脏器表面，形成种植转移。

医生提醒：胃癌转移的程度是判断病期、选择手术方式及评估治疗效果的重要指标。

80. 胃癌应该怎么治疗？都需要手术吗？

医生：现代肿瘤治疗讲究综合治疗，所以胃癌的治疗包括手术治疗和辅助治疗，辅助治疗包括放疗和化疗，而分子靶向治疗、基因治疗和其他生物治疗目前虽然有很大的进展，但还不能作为主流治疗方案。所以，迄今为止，外科手术仍被认为是胃癌唯一可能达到根治的治疗手段。

首先要根据术前检查、胃镜、CT 等评估状况并将患者分类、分期，再根据分类分期结果确定初始治疗模式：①全身情况良好且肿瘤可以切除，$T_1 \sim T_2$ 期胃癌或存在活动性出血患者，首选手术治疗；②全身情况良好，肿瘤无法切除的局灶性胃癌，推荐联合放疗和化疗或选用转移性胃癌化疗方案，进行姑息性治疗；③全身情况差的局灶性胃癌，治疗方案同上，即推荐联合放疗和化疗或选用转移性胃癌化疗的一种方案，进行姑息性治疗。

下列情况应认为胃癌无法切除：①腹膜广泛转移；②肝脏多发转移；③大血管受侵犯；④远处转移。这类患者，2012 年美国国立综合癌症网络（NCCN）指南建议选用以氟尿嘧啶、顺铂、紫杉类、伊立替康为基础的化疗（参见第十部分化疗）。

81. 胃癌都有哪些手术方法？

医生：胃癌手术到底怎么做、切多大范围、如何重建消化道，其方式选择需要根据肿瘤组织学、胃癌部位分期、浸润深度、淋巴结转移状况、远处转移范围、预期生存期、生活质量及个体化原则来综合考虑。

手术途径可以选择传统的开腹手术或腹腔镜下手术。开腹手术是一直以来的主流手术方式，技术成熟但创伤较大。20 世纪 90 年代起，腹腔镜这种微创手术开始应用于早期胃癌，其后逐步推广，优点是创伤小、恢复快、降低疼痛程度等。日本、韩国目前主要将腹腔镜手术用于早期胃癌的治疗，而传入我国后近十年多个医疗中心将其进一步用于进展期胃癌，但疗效等有待考证。

根据切除范围可选择内镜下黏膜切除术（EMR）、内镜下黏膜下剥离术（ESD）、局部胃切除和胃节段切除、近端胃切除、远端胃切除、全胃切除、联合脏器切除。

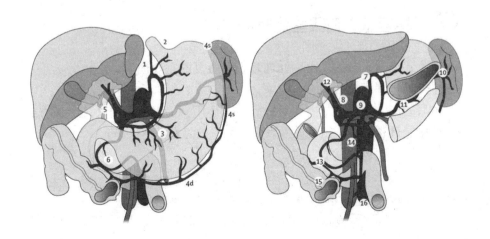

根据淋巴结清除范围可选择 D1、D2、D3 淋巴结清除手术，目前 D2 胃切除术是进展期胃癌的标准术式。而内镜下黏膜切除术、内镜下黏膜下剥离术最好适用于直径<2 厘米、分化良好的黏膜内癌。

不论哪种手术方式，胃癌手术治疗的目标是争取 R0 切除，即要求达到：①完整切除原发肿瘤；②切缘阴性；③受侵脏器整块切除；④第 10、第 11 组淋巴结廓清。如达不到上述目的，可考虑术前辅助治疗。

具体方式要根据患者情况决定，一定要和您的手术医生仔细探讨。

82. 胃癌术前需要做哪些准备?

医生：就医学角度而言，胃癌手术手术范围广、创伤较大，因此术前应充分评估患者全身和局部情况，有无营养不良、贫血、凝血机制障碍、心肺肾等脏器功能不全，如果有，需要相关治疗调整；如果无法纠正、情况严重应考虑取消手术，改为放化疗等辅助治疗。

术前需进行详细的影像学检查，以确定肿瘤的位置、性质、与周围器官关系、有无远处或淋巴结转移等，可进行胃镜、超声、CT、MRI、造影、PET 等检查，并选择合理的手术路径、制订合理的个体化手术方案。

至于住院前准备，想想您过去如何旅游的，该准备什么就准备什么吧。

83. 胃癌术后有哪些处理?

医生：当然是有的。术后处理是患者康复的重要内容，可以分为手术后围术期处理和远期处理。

术后的围术期处理主要针对麻醉残余作用、手术创伤的处理。还有针对远期康复过程中可能出现的并发症等采取的综合治疗措施。

围术期处理包括以下方面。

（1）返回病室后，在患者清醒前需要去枕平卧，头偏向一侧，防止呕吐误吸，保持呼吸道畅通。腹部要用腹带包绕，减轻腹壁压力。

（2）术后需要密切监测生命体征，尤其是老年患者，其血压、呼吸、脉搏、心率、血氧饱和度等会在心电监护仪上显示，同时要记录尿量和出入量。

（3）静脉或肌内注射镇痛药物，以减轻患者痛苦，促进康复。

（4）鼓励患者术后 24~36 小时离床活动。老年患者予弹力袜、辅助咳痰。

（5）术后会留置胃管胃肠减压；有残胃时是为残胃减压，需留置数天待肠鸣音恢复、排气恢复后拔除；无残胃时通常 48 小时内拔除。

（6）如果顺利，需静脉输液 5~6 天。

（7）饮食与住院时间：远端胃切除后，通常 3~4 天排气恢复后进流食、5~6 天半流食、7~9 天普食后拆线出院；近端或全胃切除后，通常 5~6 天进流食、7~9 天半流食、10~12 天普食后拆线出院。

（8）留置尿管：均需留置尿管，术后可能有不适感觉尤其是男性患者。如恢复顺利将在 48 小时内拔除，但如果出现生命体征不稳等，可能延长留置时间，根据情况拔除。

（9）留置引流：术后为观察有无腹腔渗血、渗液、淋巴漏、吻合口瘘等严重并发症，通常留置一至两根腹腔引流，术后待引流量减少或消失，确定无吻合口瘘后拔除。

（10）切口处理：术后每 3 天左右伤口换药、更换敷料，如愈合不良则增加换药频次，切口有血肿、积液、脂肪液化、感染等时，可能需穿刺抽吸或切开引流，待伤口清洁后可能二次手术缝合。

早期发现手术并发症并及时合理处理，会协助患者顺利康复，助其尽可能多地恢复自身的生理及社会功能。

84. 胃癌术后住院期间可能会有哪些常见不适症状?

医生：胃癌患者术后的头 2 周内，常容易出现以下不适症状。

（1）发热：与其他任何手术一样，胃癌术后可有不同程度发热。术后 24 小时内的发热，常由于代谢或内分泌异常、低血压、肺不张、输血输液反应等，不超过 38℃ 可暂不处理，超过时予物理降温，严密观察。术后 3~6 天的发热，应警惕感染性因素，如腹腔内手术部位感染、切口感染、肺部感染、各种留置管道感染，及时有针对性地行影像学检查、体液培养等明确原因，对症处理。

（2）呕吐：常见原因是麻醉反应，待麻醉效应过去后即可停止。但也可能存在如肠梗阻、胃瘫（参见第85问）、电解质失衡等原因。

（3）腹胀：腹部手术后常见，主要原因是胃肠道功能失调或暂时性麻痹，随肠蠕动恢复可好转，如3~4天后仍不缓解甚至加重，可能有肠梗阻或胃肠道功能障碍的原因。

> **医生提醒**：如果出现了上述症状，不要紧张，应该及时和您的主治医生联系，请他们用专业的手段协助您解决这些不适症状。

85. 胃癌术后住院期间有哪些常见并发症？如何预防？

医生：胃癌患者围术期并发症与患者自身条件、手术医生经验及手术当时情况等多方面相关，有时不可避免，但医生们一定会尽量减少并发症的发生。

几种常见手术后并发症如下。

（1）肺炎或肺不张：老年患者、吸烟史、慢性阻塞性肺疾病史、使用胃管等均是高危因素，以肺炎或肺不张常见。

预防措施包括：术前两周戒烟；术前尽量通过雾化等改善肺功能和气道状况；避免腹带包扎过紧；术后鼓励患者深呼吸、咳嗽咳痰、加强翻身拍背、早期下地活动；雾化吸入稀释痰液；对于肺部感染者选择痰培养或血培养敏感抗生素。

（2）腹腔脓肿：会出现发热、腹部疼痛、白细胞计数升高，应加强观察引流液性质及行超声、CT等检查确认，可能需要行穿刺或切开。

（3）术后出血：包括胃内出血或腹腔内出血，胃内出血常发生在吻合口或残胃，可先行非手术治疗，止血药、输血、药物胃管灌注等，如不好转需再次手术止血。腹腔内出血时引流管内可见新鲜出血，需要立即再次手术。

（4）吻合口瘘：多发生在术后一周左右，全身情况差、吻合口张力大、血运不佳等均可能是病因，表现为高热、脉速、中毒症状、腹痛、腹部紧张、引流内可见胃肠内容物，发现后需要立即禁食禁水、胃肠减压、静脉营养。

（5）胃瘫：是一种术后胃排空障碍，原因不明，患者会出现上腹饱胀、呕吐，造影提示胃扩张、胃潴留且无蠕动。治疗上需要禁食禁水、胃肠减压、静脉营养、应用胃肠动力药物等，但均无特效，常常需要 1~6 个月恢复。

> **医生提醒**：任何并发症都要高度重视！合理的术前评估，认真的术中操作，仔细的术后护理，是尽量避免并发症的重要措施，一定要严格、严谨执行。如果并发症不可避免，也一定要早发现，早处理。患者、家属和医护人员的并肩作战十分重要！

86. 胃癌手术后还需要其他治疗吗？

医生：肿瘤的治疗是综合治疗，手术很重要，但仍然只是治疗中的一环。

如果是早期胃癌，经术后病理证实淋巴结无转移，则不需要其他辅助治疗；术后病理诊断为进展期、或虽为早期癌但淋巴结有转移者，通常需要辅助治疗，具体方式根据具体情况判定；如果术前曾行辅助治疗，术后病理观察到肿瘤细胞有坏死，判定该辅助方案有效，则术后可延续，如判定无效则术后可考虑更改方案。

其他如生物治疗、免疫治疗、基因治疗，目前属研究阶段，部分患者有效，且费用通常较高，患者可根据自身情况选择，部分晚期或常规治疗方法无效者可尝试。

中医中药治疗也是一种有益的治疗方式，且极具中国特色，可以酌情选用。

87. 胃癌术后多久复查为宜？

医生：目前我们推荐：胃癌手术后，如无不适，通常在第一、三、六个月常规复查、空腹抽血行血常规、肝肾功能、癌胚抗原（CEA）、大便常规及潜血、尿常规；第六个月、十二个月行胸片+腹部超声，或胸腹CT；其后每年行胸腹CT、胃镜、骨扫描一次。如有腹痛、腹部包块、便血等，应随时复诊，行CT、胃镜等检查。

具体随诊周期及项目请一定咨询您的手术医生和他的团队。

老于术后恢复良好，但也遇到过一些问题，也按时来医院随诊。时常咨询医生一些胃癌相关问题。

88. 术后胃部不适有什么原因？

医生：胃癌术后部分患者出现上腹疼痛、灼热、饱胀、反流等症状，有些甚至比术前症状还重。我们常常认为这是术后残胃炎或反流性食管炎导致的。

由于手术导致胃正常生理解剖功能的改变或缺失，失去了幽门（有些患者是贲门）括约肌天然的抗反流屏障，致使胆汁反流，对残胃或食管黏膜腐蚀引起非特异性组织损伤，出现残胃炎或反流性食管炎。不过，二者的严重程度和反流的症状无相关性，即严重的食管炎患者症状不一定很重，反流症状多发生于饱餐后。

出现这些症状后，需行胃镜检查评估反流及炎症的程度。

治疗上，一方面应该加用胃动力药促进胃排空、减少胆汁在胃内停留时间；另一方面应该使用一些吸附中和胆汁、减少胆汁对胃或食管黏膜损伤的药物。但是，由于术后创伤、化疗、营养状况等，患者大多存在一定程度胃动力障碍，所以药物效果不如非手术患者。炎症严重时，可能需二次手术做一个 Roux-en-Y 手术，这个需要具体情况具体分析，您没有这方面问题。

89. 胃大部切除术后一吃东西就头晕、冒冷汗是什么原因？

医生：您可能发生了术后倾倒综合征。

倾倒综合征是胃外科术后常见症状，分前、后倾倒综合征两大类，其症状、机制及预防见下表。

疾病	症状	发生时间	预防	机制
前倾倒综合征	稍进食即有饱感，上腹部胀满不适、恶心呕吐，吐出物为碱性（含胆汁），腹部绞痛，肠鸣音增加、腹泻、稀便等	进食中或饭后30分钟内出现，持续15~60分钟	少食多餐，细嚼慢咽，避免食入大量过甜、过热的流质饮食，餐后平卧10~20分钟。其中，饮食成分和进餐次数的控制是所有治疗中最重要的环节	①大量食物直接进入小肠使肠管膨胀扩张，食物从肠壁内吸出大量体液，也使肠管扩张、膨胀；②食物快速进入小肠，以及葡萄糖的快速吸收导致高胰岛素、高血糖反应，高胰岛素血症引起继发性低血糖；③肠管的扩张可引起自主神经反射性的反应，使肠壁释放出 5-羟色胺、缓激肽、P 物质、其他肠血管活性肠肽等物质，导致肠道蠕动增快和血管扩张以及由后者引起的血压下降、心率加快等循环症状；④细胞外液渗入肠腔，引起有效循环血量降低，血清钾减少，加重循环系统症状的发生。立位时食物排空更快，上述症状也就更明显。总之，餐后症状群是以上 4 个方面的综合反映
后倾倒综合征	乏力、饥饿感、出汗、心悸、心动过速、头晕、面色苍白、发热、血压降低、焦虑甚至晕厥等神经及循环系统症状	多于术后半年以上发病，于餐后1~3小时出现低血糖症状		

老于：原来是这样啊，那我以后一定要注意少食多餐，细嚼慢咽。

90. 胃手术后消化功能就不好了吗?

医生：这话不完全对。

首先，我们知道不同临床分级的胃癌，处理方式是不同的，早期胃癌的内镜下手术对胃的形态及功能改变不大，对人体的影响很小。

其次，胃的主要功能不是消化，消化吸收主要是肝、胆、胰及小肠完成的，但是如果行外科手术，胃结构改变较大，会对胃的运动功能有较大影响，且术后的粘连造成的不适及各式心理压力会对自摄食至消化吸收等多个功能造成一定负性影响。

胃是一个多功能的初级消化器官，主要有三种运动功能：①近端胃肌舒张和胃内压升高以适应进餐后大量食物涌入胃内，并加快液体排空；②远端胃肌收缩进行机械消化，将大块食物碾磨成小颗粒并于胃液（含胃酸、胃蛋白酶）中搅拌混合；③将初步消化的食糜慢速推进至十二指肠。

近端胃经常保持紧张性收缩，以调节胃内压力和接纳1500毫升左右的食物。80%的胃内容物是储存在胃底和胃体的，特别是胃底，主要是起储存食物的作用，特别是固体食物的储存作用。这样我们就可以吃一顿饭几个小时不饿了。液体食物，特别是无脂流食，可以通过胃小弯侧快速流入幽门，进入肠道，容易饿。而胃对脂肪含量高的食物保留时间更长，这就是吃荤的、油大的食物更不容易饿的原因。

远端胃具有机械泵的特征，有明显的收缩活动，蠕动波规律向幽门处进行，对食物进行碾磨、搅拌、混合，再碾磨、再搅拌和再混合，以利消化和吸收。

我们知道胃癌好发于胃体和胃窦，所以如果远端胃被切除，对食物进行碾磨、搅拌、混合，再碾磨、再搅拌和再混合功能一定会受到影响，一定程度会影响到对摄入食物的消化吸收功能。

91. 胃癌的外科手术对人体还有什么影响？

医生：不要小看胃这个囊袋器官，它可是有很多神奇的内外分泌细胞和分泌功能的呦。胃不仅胃底胃体有腺体，连贲门、幽门处也有腺体呢。

其中胃底体腺体最丰富，我们的胃酸是由壁细胞分泌的，胃蛋白酶原是由主细胞分泌的。幽门腺附近很多 G 细胞还可以分泌胃泌素等内分泌激素。

人体是和谐复杂的整体，不同部位、性质的肿瘤，会导致不同的手术切除范围，而不同的组织的丧失，也必然会带来相应功能的丧失。

92. 胃癌术后患者应该如何调理？

医生：首先，去除高危因素及常见病因是胃癌患者必须积极配合的工作。其次，稳定的心理和社会环境是胃癌患者康复的重要条件。最后，合理的营养支持治疗十分必要（请参见第十一部分）。

胃癌术后由于胃腔减小或消失，应以"少量多餐"为原则，如为全胃或近端胃切除患者还需注意"小口进食，分次下咽"。术后 3 个月内，因为胃肠道重建，应以易消化食物为主，避食生冷。餐后不宜平躺，宜坐立或站立，可在一定程度上减少胆汁肠液的反流。

膳食结构上，应加强营养并注意均衡，在摄入一定量优质蛋白质基础上多食新鲜蔬菜水果。

通过与医生的对话，老于对自己、胃及胃癌都有了较深入的了解。

快乐的心情和健康的生活方式使老于在术后重获生命的青春……

胃癌的进展比较快，如果有什么特殊的问题，特别是治疗方案的选择，一定不要忘记详细咨询您的专科医生。他们会给您制定更适合您的合理及合适的方案。

祝早日康复！

小 TIPS：

　　　　我最关心的问题是：1. _____

　　　　　　　　　　　　2. _____

　　　　　　　　　　　　3. _____

　　　　我曾经的诊断：

　　　　我曾经的用药：

药　名	用　法		疗　程
	片/次	次/天	

1.

2.

3.

4.

5.

6.

7.

8.

9.

10.

四

肝　癌

　　王先生，43 岁，江苏人。20 年前婚检时发现携带乙肝病毒，5 年前检查依然是乙肝表面抗原（HBsAg）阳性，乙肝病毒 e 抗原（HBeAg）阴性，肝功能基本正常。近 3 年做生意常去内蒙古、东北等地，时有饮酒应酬。

　　近 3 个月，王先生常觉右上腹不适，为隐痛，胀满不适，进食后饱胀感，油腻餐后明显，偶有皮肤轻度瘙痒。这两天更觉得乏力，朋友觉得其面黄、眼黄，建议其就诊。

　　今日来院。

93. 眼睛黄是肝病吗？

　　医生：患者血中胆红素［总胆红素（TBil）、直接胆红素（DBil）及间接胆红素（UBil）］升高导致皮肤、黏膜、巩膜变黄的症状和体征，是医学上的黄疸概念。

　　如果只是皮肤黄应该说未必肝脏有问题，譬如吃了很多胡萝卜、橘子、南瓜之类含胡萝卜素较多的食物，也会出现明显的皮肤黄染，特别是手心、脚心明显变黄，但是眼睛不黄，这时不是黄疸，检查一下血里的胆红素（TBiL/DBil）应该也不高。成人突然出现巩膜黄染，也就是你们说的眼睛黄了，是黄疸十分重要的体征，提示可能是真病了，也就是存在病理性因素。

您的眼白还真变黄了，看来是真得黄疸了。

黄疸可能是肝病引起的，也可能不是。您是乙肝病毒携带者，近期又有大量烟酒史，确实需要考虑肝病的问题。但进一步确诊需要完善血常规、肝功能、凝血、血脂、腹部 B 超或 CT 等检查，必要时需行血涂片、溶血相关检查、甲胎蛋白（AFP）等肿瘤标志物等检查。

94. 什么是乙肝病毒携带者？对肝脏影响大吗？

医生：乙肝病毒携带者是指因各种原因不慎感染了乙肝病毒（HBV），但临床上并没有出现肝炎的症状和体征；肝功能等常用功能各项检查均正常，1 年内连续随访就诊 3 次以上，血清谷丙转氨酶（ALT）和谷草转氨酶（AST）均在正常范围；如果行肝穿刺检查（肝组织学检查）一般无明显异常。也就是说体内有乙肝病毒，但没导致明显的肝病。这些患者多由新生儿期母婴垂直传播所致，机体对 HBV 存在免疫耐受，把病毒当自己人留在体内了。

据卫生部相关数据推测，我国目前乙肝携带者约 1 亿，但呈下降趋势。与规律的乙肝疫苗接种相关。

HBV 对肝脏的影响是比较大的，常有乙肝-肝硬化-肝癌三部曲之说。但是如果您只是无症状的乙肝病毒携带者，问题应该不大。不过理论上您体内是有乙肝病毒存在的，存在乙肝活动的可能性，应该定期来医院随访才对，比方每年检查一次乙肝五项：乙肝表面抗原（HBsAg）、乙肝表面抗体（HBsAb）、乙肝 e 抗原（HBeAg）、乙肝 e 抗体（HBeAb）、乙肝核心抗体（HBcAb），即俗称的"乙肝两对半"，同时检查乙型肝炎病毒 DNA、肝功能、甲胎蛋白（AFP）和肝脏影像学，以了解自己肝功能的情况。

HBV 携带及饮酒对肝脏均有损害，您近来工作忙休息少，这些都有可能造成肝脏功能受损，产生黄疸的情况。考虑到您皮肤瘙痒的问题，应该还有一定程度的胆汁淤积问题。

医生提醒：检查乙肝病毒感染情况，查五项而不是查六项，因为其中的乙肝核心抗原（HBcAg）用一般检查方法查不到，所以不做常规检查！

95. 什么是乙肝-肝硬化-肝癌三部曲?

医生：研究者们通过流行病学研究发现乙肝与肝硬化、肝癌间存在较密切的关系，给了这个比较通俗的说法，旨在提醒大家乙肝病毒感染的严重性。

其关系可见下图。

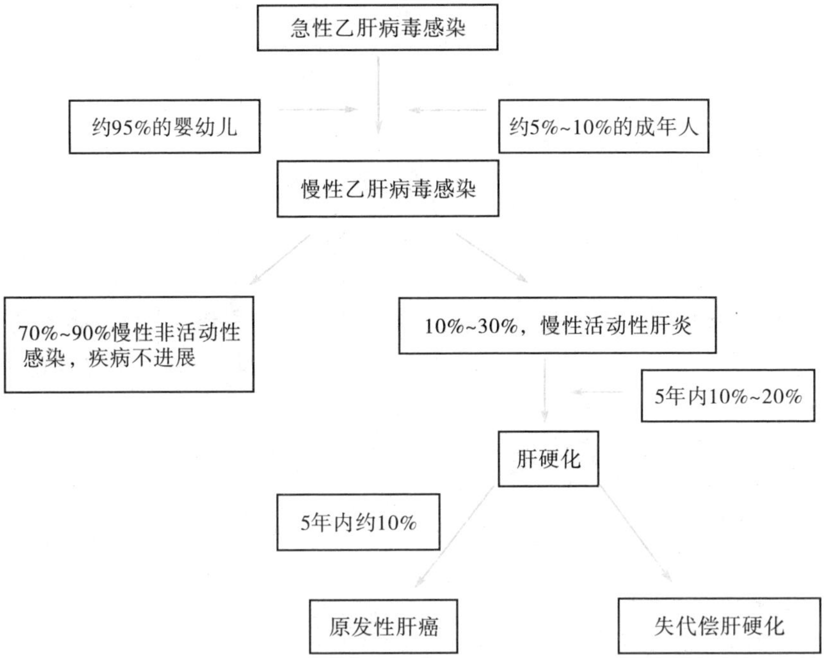

```
              ┌──────────────────┐
              │  急性乙肝病毒感染  │
              └──────────────────┘
 ┌──────────────┐          ┌──────────────────┐
 │ 约95%的婴幼儿 │          │ 约5%~10%的成年人 │
 └──────────────┘          └──────────────────┘
              ┌──────────────────┐
              │  慢性乙肝病毒感染  │
              └──────────────────┘
 ┌────────────────────┐   ┌────────────────────────┐
 │ 70%~90%慢性非活动性 │   │ 10%~30%，慢性活动性肝炎 │
 │ 感染，疾病不进展     │   └────────────────────────┘
 └────────────────────┘        ┌──────────────────┐
                               │  5年内10%~20%    │
                               └──────────────────┘
                        ┌──────────┐
                        │  肝硬化   │
                        └──────────┘
         ┌──────────────┐
         │ 5年内约10%    │
         └──────────────┘
  ┌──────────────┐          ┌──────────────┐
  │  原发性肝癌   │          │  失代偿肝硬化  │
  └──────────────┘          └──────────────┘
```

乙肝、肝硬化、肝癌的关系

您平素若肝功能都好，应该问题不大。

丙型病毒性肝炎（简称丙肝）也有导致肝癌的倾向，文献报道约5%的慢性丙肝患者可能发生肝癌。

96. 丙肝和乙肝关系很密切吗？

医生：丙肝和乙肝一样，都是病毒性肝炎的一种，都是经血液、体液和母婴传播的，都容易慢性化，都会引发肝癌。丁型肝炎则必须在乙肝的基础上才能发生，没有乙肝就没有丁肝。

相对而言，人们常说的黄疸型肝炎主要指甲肝和戊肝，多是通过粪口传播的，不太容易慢性化，基本上是治疗好了就痊愈了。

病毒性肝炎不只是咱们常说的这几种，医学上有几十种之多。但乙肝和丙肝的流行较广，患病人数较多，慢性化比较明显，对人群的健康危害较大，研究也较成熟，所以大家说得多些。

97. 乙肝或丙肝怎么治？

医生：治疗比较专业，这些年也不断有新的研究成果纳入指南，具体需要对您进行详细评估后请感染专科医生进行个体化治疗。

病毒性肝炎的治疗药物基本包括两大类，一类通常称为保肝药物，主要作用是保护肝脏细胞免受各种原因导致的损伤或者促进肝细胞对损伤的修复，这类药物种类繁多，西药、中药至少有几十种，有一定的降低转氨酶和黄疸的效果，但对肝炎病毒无明显作用；另一类是抗病毒药物，可以抑制或杀灭肝炎病毒，控制肝炎的根源，从而使得病情改善。

抗乙肝病毒的药物主要有两类：一类是干扰素，包括普通干扰素和聚乙二醇化干扰素（即通常说的长效干扰素），通过刺激机体免疫，抑制和消灭病毒；另一类是核苷（酸）药物，抗病毒机制是干扰病毒复制繁殖，并不能直接杀死病毒。

两类药物，各有优缺点。干扰素的优点是疗程相对短且固定，不会有耐药性问题，停药后病情反弹机会小；缺点是需要注射，用药不方便，不良反应多，包括发热、周身疼痛等类似于流感的症状，其他包括白细胞减少、贫血、血小板减少、甲状腺问题、失眠等，不是所有人都能接受，治疗期间也要密切观察，患者耐受性差，见效慢，总体有效率较低。核苷类大体相反，优点是绝大多数患者都有效，见效快，副作用少，口服用药方便，一般不存在不能耐受的问题，缺点是容易产生耐药性，停药病情反弹机会大，疗程不确定，需要长期用药。

丙肝的治疗较简单，主要治疗药物是干扰素（长效更好），联合利巴韦林可增强疗效。

近1年国外陆续上市了几种新药，如Sofosbuvir、Ledipasvir、Simeprevir等，疗效高（治愈率可达90%），疗程短（3~6个月），不良反应少，预期在2017年会在国内上市。但价格昂贵，应用可能会受限。

医生提醒：无论哪种肝病的治疗，听取专科医生意见，并在专科医生指导下正规治疗，都是十分必要的。

98. 乙肝、丙肝能预防吗？

医生：我国是乙肝大国，丙肝人数也较多，一定程度上导致了我国肝癌的高发。因此，有效预防十分重要。

传染病发生主要有三要素：传染源、传播途径和易感人群。国人是乙肝、丙肝的易感人群，所以我们要做好预防，必须控制感染源，阻断传播途径。

乙肝和丙肝都是主要通过血液、体液和母婴直接进行传播的。

日常和乙肝患者接触一般不会感染乙肝。过去我国输血不规范，曾造成乙肝、丙肝的恶性传播，但随着输血制度的完善、血制品检测手段的进步，这已不是主要的传播途径。相对而言，随着社会变化，静脉注射、静脉吸毒、文身等行为的增加，乙肝、丙肝的传播也在增加。日常生活中要注意不要和这些患者共用洗漱用品；医疗、美容等要到正规医疗机构进行。

接种乙肝疫苗是重要的预防措施，现有乙肝疫苗非常有效，副作用轻微，接种产生抗体后可以在 10 年左右的时间保护人体不受乙肝病毒感染，因此推荐未感染乙肝的人群都有必要接种。10 年左右要复查乙肝五项（定量法），必要时再次接种乙肝疫苗。

丙肝的传播途径与乙肝相同，预防措施也基本一致，但比较遗憾的是，到目前为止还没有可用于预防的疫苗，因此良好的个人生活习惯更加重要。

王先生：我们家孩子倒都注射过疫苗，检查多年也没有发现乙肝病毒感染，应该是比较安全的吧。不过，我们倒不知道疫苗 10 年左右可能要重新接种。回去后我告诉他们。

99. 胆汁淤积是胆囊堵了吗？

医生：很多人认为胆汁是在胆囊生成的，这种说法是不正确的。胆汁是在肝脏生成并分泌排出的。肝细胞每天会通过细胞表面的毛细胆管将产生的胆汁运送到胆管系统中，最后经左右肝管汇总到胆总管。多数胆汁会经胆总管上端连接的胆囊管流入胆囊储存并浓缩，进食后再通过胆囊管排出到胆总管，再通过胆总管经一个叫奥狄（Oddi）括约肌的地方排放至十二指肠，与食糜混合，促进营养物质的消化，特别是促进脂类食物的消化、分解和吸收。

胆汁排泄过程中任何一个通道阻塞或异常都可能造成胆汁淤积，淤积的胆汁会反流入血，通过其他途径排泄，譬如通过肾脏（患者尿黄）或汗液排泄等。胆汁中的胆盐通过汗液排泄出来后会刺激皮肤令人感觉瘙痒，一般洗澡无法解决。我是通过询问您皮肤瘙痒情况推测您可能存在胆汁淤积的。

胆汁淤积确诊相对容易，我们只要取血检查肝功能就可以了。如果发现直接胆红素超过了正常值上限，且相对于间接胆红素的升高比率更高，结合临床就可以确诊了。

100. 肝脏在哪里？

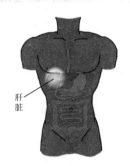

肝脏

医生：肝脏是我们人体腹腔内体积最大的实质性器官，像一个不规则的"楔形"物。具体部位可参考第 1 问的图片。正常肝脏，特别是较大的右半肝多数被右前肋保护着，如果不是特别瘦或者有肝部疾病的人，一般情况下摸不到，摸到可能就有问题了。

101. 右边肋骨下胀，眼睛黄，是肝出了问题吗？

医生：说法部分正确。大多数非医学专业的人们都比较容易把右肋区（医学上称右季肋区）的不舒服说成是胆囊或肝不好，中上腹不舒服说成是胃病。实际上右边的区域里还有部分结肠、右肾和肾上腺组织，中上腹区域内还有部分肝脏、部分胰腺、十二指肠和部分结肠（参考第 2 问）。

同一症状可以有不同疾病，不同疾病也可以表现为同一症状，特别是腹部脏器因为发育上的先天因素，疼痛等定位不精确。这个内容太多了，感兴趣的话您可以看看专业医学书和图谱。

总之，有不舒服应该看医生，不要盲目翻书或道听途说就自行用药治疗。多数情况下西医医生为了明确诊断，会建议患者做一些相关的检查。明确诊断后进一步对因治疗。

102. 肝脏到底有什么功能？酒精都要通过肝脏处理吗？

医生：肝功能说来复杂，详说肝脏所有的功能，那就很多了（见下表）。

肝功能

肝生理功能名称	具体内容
合成功能	血清白蛋白、血清前白蛋白、凝血因子、胆固醇、肝糖原的合成
储存功能	肝糖原、维生素的储存
代谢功能	肝糖原、乳酸、胆固醇、氨基酸的代谢
排泄功能	胆汁酸、胆红素的排泄
解毒功能	血氨、醛、酚、吲哚、药物等的解毒转化
内分泌相关功能	雌激素、糖皮质激素、醛固酮等的灭活
免疫防御功能	大量巨噬细胞吞噬病原体及清除体内衰老细胞和肿瘤细胞

临床上常用的肝功能（肝全），只能部分反映肝脏的合成和排泄功能，远不能涵盖肝脏全部功能。

作为人体的化工厂和解毒车间，肝脏每天工作得都很辛苦。即便不存在肝脏基础疾病，如果额外地增加一些如酒精或各类有肝损伤的药物，都会增加肝脏的工作量，对肝脏造成伤害。

严重肝病时肝脏合成功能不足，会频繁出现空腹低血糖症状；低白蛋白血症和严重的凝血功能异常，表现为水肿、腹水和出血倾向等症状；因维生素 A 缺乏而导致夜盲症，因维生素 D 的吸收和转化异常而导致骨质疏松等。

肝脏的很多生理功能都是不能替代的，所以"肝脏病了"才如此令人头痛，保护肝脏，修复肝脏功能才如此重要。

103. 常用的肝功能指标有哪些?

医生：请参见下表。

肝功能各项指标的临床意义

中文名称	英文缩写	升高时的临床意义
丙氨酸氨基转移酶（原称谷丙转氨酶）	ALT	肝脏疾病：各种急慢性肝炎、肝硬化、肝癌、胆汁淤积性肝病 非肝脏疾病：骨骼肌疾病等
天门冬氨酸氨基转移酶（原称谷草转氨酶）	AST	肝脏疾病：各种急慢性肝炎、肝硬化、肝癌、胆汁淤积性肝病 非肝脏疾病：急性心肌梗死、骨骼肌疾病等
碱性磷酸酶	ALP	肝脏疾病：显著升高，各种原因引起的胆汁淤积；轻中度升高，肝癌、肝硬化、肝炎；非肝脏疾病：骨骼疾病；生理性升高，如孕妇、生长期儿童等
γ-谷氨酰转移酶	GGT	显著升高：各种原因引起的胆汁淤积、急慢性酒精性肝炎、药物性肝炎；有时可见于肝癌 轻中度升高：肝硬化、肝炎
总胆红素	TBIL	各种原因导致的胆红素代谢异常

根据胆红素升高的特点可以鉴别黄疸的病因。

血清白蛋白减少见于：①各种肝脏疾病，包括急慢性肝炎、肝损伤、肝硬化、肝癌等；②非肝脏疾病，包括营养不良、肾病综合征、蛋白丢失性肠病、急性失血、严重烧伤、慢性消耗性疾病等。

临床上都是综合病史、查体、辅助检查进行综合诊断的。

医生提醒：一定不要仅仅根据一项指标的异常就妄下结论，因为化验有时也有误差。有问题一定要去正规医院听取医生的建议！

王先生在医生的安排下，完善了三大常规（血常规、尿常规、便常规+潜血）、三全（肝全、肾全、脂全）、凝血、乙肝五项、AFP等血液学检查和腹部B超检查。结果发现王先生存在血小板减少、肝功能异常（主要是中度肝硬化合并轻度活动性肝炎，同时发现其肝左叶上有一个直径约2厘米的低回声结节）。

追加肝脏增强CT结果提示：王先生可能已经患原发性肝癌！

104. 原发性肝癌是什么癌？

医生：原发性肝癌就是我们常说的肝癌，即乙肝-肝硬化-肝癌中的肝癌，主要包括肝细胞癌、肝内胆管细胞癌和肝细胞癌-肝内胆管细胞癌混合型等不同病理类型。各类型肝癌在发病机制、生物学行为、组织学形态、临床表现、治疗方法以及预后等方面均有明显的不同。其中肝细胞癌占肝癌总数的90%以上，故一般所说的"肝癌"主要是指肝细胞癌。

结合您的乙肝及饮酒病史，血甲胎蛋白> 400单位/升，肝脏增强CT有典型的快进快出征象（详见第13问），您得这种肿瘤的概率非常高。

不过即便如此，因为只发现有一个<2厘米的结节，并未发现其他地方的远处转移，所以应该属于未转移的小肝癌，治愈的可能性还是很高的。

105. 肝脏可以发生多少种肿瘤，原发性肝癌是最差的吗？

医生：原发肝脏的肿瘤是很多的，癌也有很多种，世界卫生组织（WHO）的肝肿瘤病理类型仍然分上皮来源的、非上皮来源的、淋巴瘤及转移肿瘤等，前二者也都有良恶性之分。

肝癌属于上皮来源肿瘤的恶性部分，恶性程度很高。

106. 肝癌到底有多恶呢？

医生：给您看几个数据吧！

目前，我国每年新增肝癌患者约占全世界新增肝癌的 54%；其年死亡率为 20.4/10 万人，占全世界肝癌死亡人数的 40%，排在所有恶性肿瘤死亡率的第二位。

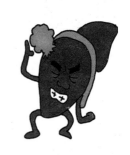

因为肝癌起病隐匿，早期没有症状或症状不明显，常常被大家忽略；但后期病情进展迅速，等到症状典型，病情往往已是晚期或者已经发生了远处转移，治疗十分困难。

如果仅采取普通支持对症治疗，自然生存时间很短，预后很差。

107. 哪些原因容易引起肝癌？

医生：引起肝癌的因素可以分为肝脏本身的内在因素和外界刺激的外在因素，东、西方国家是略有差异的。

肝脏本身的病变，在亚洲国家，主要是肝炎病毒感染导致的慢性肝炎，比如您患的慢性乙型肝炎（乙肝），还有我们提到过的慢性丙型肝炎（丙肝），这些都是引起肝癌的主要因素。在我国主要是乙肝，在西方国家主要是丙肝。另外是一些比较少见的肝脏病变，如代谢性疾病肝豆状核变性（也叫 Wilson 病）及含铁血黄素沉积症等。第三类是自身免疫性肝病，比如自身免疫性肝炎、胆汁性肝硬化、硬化性胆管炎等。还有一些目前不明原因的肝病、肝硬化也是导致肝癌的原因。

引起肝癌的外在因素中，饮水和食物也参与其中，如饮用水的蓝绿藻类毒素污染、食物黄曲霉素污染等都是明确的强致肝癌因素。随着社会的发展，各种污染也时有发生，可能还会出现其他饮食污染。当然，引起肝癌的饮食，也不一定全因污染；长期的油腻餐、酗酒等也可导致脂肪肝、肝硬化。西方国家已证实，酗酒导致的脂肪肝是引起肝癌的一个重要因素。近些年，中国人的饮酒量明显上升，脂肪肝发病率也在逐渐上升，需要警惕。

您近些年的饮酒应该也是肝癌帮凶之一。

108. 肝癌平常会有什么常见表现？我们如何早期发现肝癌？

医生：其实，正如前面所说，肝癌多数来自乙肝等慢性肝病。因此，肝癌的患者常合并慢性肝病的症状，比如上腹闷胀、腹痛、乏力和食欲不振等。

就肝癌本身来讲，在亚临床前期（很早期）、亚临床期（早期）以及临床中晚期，肿瘤逐渐增大，产生的症状逐渐加重并特异化。

亚临床前期的肝癌一般没有症状和体征，临床上难以发现，多为常规体检发现，此期大约 10 个月。所以，有肝病的患者每年查体是十分必要的。

亚临床期的肝癌，瘤体为 3~5 厘米，大多数患者出现与基础肝病类似的症状，比如：上腹闷胀、腹痛、乏力、食欲不振等。在体征方面，仅少数患者出现基础肝病的非特异性体征，如轻度的肝大、皮肤巩膜黄染、皮肤瘙痒、肝掌、蜘蛛痣、腹壁静脉曲张、脾大、腹水等。总体来讲，症状体征不典型，诊断上较困难，多通过 AFP 普查、影像学等辅助检查发现。此期平均 8 个月。您的肝癌其实就可以算是这个期的。

肿瘤继续增大后进入临床中晚期，出现了较为典型的症状，主要分为四大类，一是和恶性肿瘤相关的，二是和肝癌相关的，三是和肝癌转移相关的，第四类是肝癌引起的伴癌综合征。

简单给您说说。

第一类：恶性肿瘤引起的症状多为非特异性，比如发热、食欲减退、餐后上腹饱胀、恶心、呕吐等，容易被忽视；之后会出现消瘦、乏力等全身衰弱表现；如果肿瘤短期内增大或侵犯周围神经，会引起疼痛；最后会出现腹水、水肿等恶病质状况。

在一般恶性肿瘤中，发热多为持续性低热，一般在 37.5~38.5℃，可能与肿瘤高代谢或者肿瘤坏死物的吸收有关。因肿瘤引起全身衰弱、抵抗力下降，患者容易合并感染而出现高热。对于少数肝癌，因癌肿压迫或侵犯胆管而致胆管炎，还会表现出胆管炎的症状，如皮肤巩膜黄染、尿色发黄、皮肤瘙痒等。

第二类：上腹部疼痛，是肝癌在这期的重要症状，常为间歇性或持续性，可以是隐痛、钝痛或胀痛，随着病情发展疼痛加剧。

随着病变部位不同，疼痛部位稍有变化，如果病变位于右肝，一般右季肋区疼痛或者右侧腰部疼痛；病变位于左肝，一般剑突下疼痛；如果肿瘤侵犯膈肌，疼痛可放射至右肩或右背。疼痛主要是肿瘤生长使肝包膜张力增加所致。如果突然发生的剧烈腹痛和腹膜刺激征，可能是肝包膜下癌结节破裂出血。

晚期患者出现皮肤巩膜黄染、出血倾向如牙龈出血、鼻出血、皮下淤斑、上消化道出血等，与肝功能损害有关；甚至会出现精神异常（肝性脑病）、少尿、水肿（肾衰竭）等表现。

第三类：少部分肝癌患者会出现肝外转移，可产生相应的症状。如肺部转移可以引起咳嗽、咯血，胸膜转移可引起胸痛和血性胸腔积液，骨转移可引起骨痛或病理性骨折等。

第四类：少数肝癌患者会出现伴癌综合征，就是肝癌组织本身代谢异常或癌组织对机体产生的多种影响引起的内分泌或代谢紊乱的症候群（参见第4问）。临床表现多样且缺乏特异性，有自发性低血糖症、红细胞增多症、高钙血症、性早熟、促性腺激素分泌综合征、皮肤卟啉症、异常纤维蛋白原血症、类癌综合征，但都比较少见。

在肝癌的中晚期，肝脏往往呈进行性肿大，质地坚硬、表面凹凸不平，有大小不等的结节甚至巨块，边缘清楚，常有程度不等的触压痛。肝癌突出到肋弓下或剑突下时，相应部位可见局部饱满隆起；如肝癌位于肝脏的横膈面，可表现为横膈局限性抬高而肝脏下缘不一定肿大。部分患者会出现皮肤巩膜黄染，主要是因为肿块压迫引起胆道梗阻所致，也可因为肝功能损害所致。

因肝癌的患者多数合并肝硬化，并且肝癌会侵犯门静脉或肝静脉形成癌栓，所以有时会出现门脉高压的征象，比如脾大、腹水等。肝癌肿块在一定压力时，会出现破裂出血，此时患者有剧烈腹痛，疼痛部位根据肿瘤位置不同而有所不同，多数患者会同时出现腹肌紧张、拒按压等；因为腹腔内血液的流动，部分患者会出现游走性疼痛。这时需要尽早做出诊断和鉴别诊断，并及时处理，否则容易出现生命危险。

肝癌终末期往往出现肝性脑病，也就是肝昏迷。

肝癌进入中晚期后，病情进展迅速。因此在临床上，如果我们发现一位乙肝患者，关于肝病的一些症状明显加重，一定要建议患者进一步检查，因为这可能是肝炎活动，也可能是发生了肝癌。早期的发现并治疗，能够显著改善预后。

我们也希望您能调整一下自己的工作生活方式，积极纠正肝功能后，尽早完善手术治疗，获得较好的预后。

医生提醒：有肝病的朋友，每年查体是十分必要的，俗话说，防患于未然。

109. 什么是肝性脑病，有什么表现？

医生：肝性脑病，简称肝昏迷，往往出现在肝功能失代偿期，是肝硬化的一种比较重的临床并发症，会加重因肝病导致的死亡。

从轻到重，肝性脑病可以表现为：①轻度的性格改变和行为失常，如欣快激动或淡漠少言，衣冠不整或随地便溺；②进而意识错乱、嗜睡障碍、行为失常，比前一期的症状加重，并有明显神经体征，如腱反射亢进、肌张力增高、扑翼样震颤存在等；③之后以昏睡和精神错乱为主，各种神经体征持续或加重，大部分时间患者呈昏睡状态，但可唤醒，与之前有类似的体征；④最后，神志完全丧失，不能唤醒，体征减轻。

有些情况常常会诱发肝昏迷，比如高蛋白饮食、消化道出血、过度利尿、引流腹水、感染及门体分流术后等。

我们希望您今后能尽量避免这些诱发因素。如果有什么不适，建议尽早来医院就诊。

110. 什么是小肝癌?

医生：中国肝癌病理协作组从 1983 年至今对小肝癌的定义是：单个癌结节最大直径不超过 3 厘米，相邻癌结节最大直径的总和应小于 3 厘米。

小肝癌的历史突破性是因为这个尺寸以下的肝癌手术切除率高，转移复发少，5 年生存率可以达到 95％以上，基本上就等同于治愈。

而且小肝癌的概念是我国提出的!

> 小肝癌的概念是由上海肝癌研究所的汤钊猷教授的团队提出来的，很快得到了国际的认可，之后的积极治疗方案也改变了小肝癌患者的命运。他们发明的肝癌多次切除，综合治疗，大肝癌缩小后再切除等，都成为目前肝癌手术治疗的标准。

汤教授的团队还是临床最先报道甲胎蛋白和肝癌相关性的团队。几十年来，甲胎蛋白作为肝癌早期发现的最稳定和最有效的肿瘤标志物，成为临床诊断原发性肝癌的有力武器。

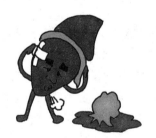

111. 肝癌可以治愈吗?

医生：您现在发现的左肝占位只有 2 厘米左右，属于小肝癌范畴，就肝癌而言治愈率应该比较高。

但是，您现在还有基础肝病和活动性肝炎问题，明显增加了围术期的风险，还是不能掉以轻心的。

112. 什么是甲胎蛋白？除了甲胎蛋白外，还有没有新的更敏感的抽血诊断肝癌的方法？

医生：甲胎蛋白英文缩写称 AFP，可以参见第 10 问。

当 AFP≥400 单位/升并进行性升高，能除外生殖系统肿瘤、活动性肝病及妊娠时，同时有一个影像学结果支持肝占位的诊断时，对确诊原发性肝癌是有一定优势的。

2008 年开始，北京协和医院肝脏外科还完成了另一种血清检测肝癌的新方法——GP73（参见第 10 问）的研究，检测的 GP73 结果显示了比 AFP 更高的敏感性，并且对早期肝癌和肝癌的术后复发都有明确的效果，使北京协和医院在检测肝癌方面，处于国内领先、国际先进的地位。

经过一段时间的推广，目前国内已有部分医院开展了 GP73 的检查，为部分疑难的肝癌患者在诊断和术后随访中带来益处，您也可以做一下这个检查。

113. 肝脏常用的影像学检查有哪些？

医生：临床常用 B 超、CT 和磁共振成像（MRI）。必要时可行无创的正电子发射体层显像/计算机体层显像（PET/CT），有创的肝动脉造影，靠近胃部的肿瘤还可行超声内镜检查甚至取病理诊断。

肝动脉造影和超声内镜检查还可有治疗作用。

114. 原发性肝癌在 CT 上有经典的"快进快出"表现，其他常见肝脏肿瘤的 CT 影像特点又是什么？

医生：原发性肝癌的典型 CT 征象可以参见第 13 问。继发性肝癌往往表现为牛眼征，往往同时合并有原发病灶的表现。

几种常见的肝脏占位的 CT 表现见下表。

常见肝脏占位的 CT 表现

	肝癌	肝局灶性结节性增生（FNH）	肝细胞腺瘤
肝硬化背景	常有	无	无
CT 平扫	不均匀低密度	等或略低密度，较均匀	等或略低密度，较均匀
动脉期	中等强化	显著强化	中等强化
门脉期	常低	等、略低或略高	等或略低
延迟期	—	中央瘢痕延迟强化	—
包膜	常有	常无	有
中央瘢痕	常无	一般有	无
坏死，囊变	可有	无	可有
周围浸润、淋巴结转移	可有	无	无

115. 原发性肝癌都是通过查血、拍片诊断的吗？

医生：原发性肝癌的诊断分为临床诊断和病理诊断。

但必须明确一点，如果出现类似原发性肝癌的症状和体征，一定要到肝病专科门诊就诊，进入较正规的肝癌诊断流程。

原发性肝癌的临床诊断，主要取决于三大因素。

原发性肝癌临床诊断的三大因素

慢性肝病基础	影像学检查结果	血清甲胎蛋白（AFP）水平
主要是指乙肝、丙肝病毒感染，或者是各种原因引起的慢性肝病、肝硬化	主要依据增强的 CT 或者核磁。典型的肝细胞癌在增强的 CT 和核磁中，有血运丰富、快进快出的表现	血清 AFP ≥ 400 微克/升持续 1 个月，或者 ≥ 200 微克/升持续 2 个月，并能排除其他原因引起的 AFP 升高：如慢性肝病，诸如乙肝、丙肝活动，肝硬化等；妊娠、生殖系统胚胎型肿瘤；肝样腺癌等。通过测定血清 AFP 异质体有助于鉴别肿瘤的来源

注：因为肝细胞癌产生的物质不同，并不是所有原发性肝癌中 AFP 都升高

医生提醒：如果出现类似原发性肝癌的症状和体征，一定要到肝病专科门诊就诊，进入较正规的肝癌诊断流程。

116. 肝癌有哪些治疗方法？

医生：肝癌的治疗可以分为对症治疗和对因治疗；还可以分为西医治疗和中医治疗；我们这里主要说说手术治疗和非手术治疗。

外科手术治疗被认为是能有效延长患者生存期的手段，因此，对于能手术的患者，首先建议手术。

手术治疗主要包括肝切除术和肝移植术。肝移植因为供体、费用和术后护理等问题，目前只占非常少的比例。当然，并不是所有的肝癌患者都适合手术切除。术前要评估患者的一般情况、肿瘤可切除性、切除后剩余肝功能情况，进而选择是肝切除、肝移植还是非手术治疗（放疗、化疗或中医药治疗）。

在行肝切除时要遵循彻底性、安全性的原则。根据切除是否彻底，可分为根治性切除和姑息性切除。在微创手术蓬勃发展的今天，部分医疗单位开展了腹腔镜肝切除术，对于合适的病例，在达到相同根治目的的同时，能弥补普通开腹手术不足。

目前关于肿瘤的发生并没有完全阐明。有学者认为，肿瘤在逐渐增大被发现的过程中，可能已经有肿瘤细胞的转移。这些转移的肿瘤细胞在术后增大被发现，但这并不是手术所导致的扩散。当然，姑息性切除，因为肿瘤没有完全切除，所以复查时仍会发现肿瘤。另外，手术中若不注重无瘤原则，会人为地导致种植，这是不允许的。

117. 肝脏基础不好，手术有较大风险是什么意思?

医生：对能行手术治疗的患者而言，手术医生必须在术前对术后剩余肝脏的功能进行评估，以期选择合适的治疗方案，使患者通过手术得到最大的收益。

肝癌患者常合并肝硬化，其肝脏储备功能在不同程度上受损。因此，在选择手术切除时不仅要考虑根治性切除的范围，也要考虑剩余肝脏在术后是否够用。若术后剩余肝功能不足，引起肝功能衰竭，将直接导致患者死亡。然而，现今大部分术前检查，如血清学检查、各种评分，不能反映肝脏的全部功能；CT 三维扫描能获得肝脏各部分的体积，但无法准确反映功能，这极大地限制了部分严重肝硬化或巨大肝癌患者的手术治疗。

现在认为，应用单光子发射计算机体层摄影 - 计算机体层摄影（SPECT-CT）三维扫描，根据肝脏各部放射性计数，能反映出各局部肝脏的功能，从而能在术前较准确判断术后肝功能。

北京协和医院肝脏外科在国内首先开发了三维立体肝功能评估系统（钟氏评估），可在术前模拟手术切除，获得术后剩余肝功能，并评估风险。目前已在临床上应用，处于国内国际领先地位。

医生提醒：具体专业术语请咨询专科医生。

118. 腹腔镜下能切除肝吗? 腹腔镜肝切除的损伤是不是会比开腹手术小?

医生：您问得非常好！

随着腹腔镜技术的进步，目前已用于外科界的大部分领域。而因为肝脏解剖生理的特殊性，应用腹腔镜技术进行肝脏切除，经历了很长一段时间的研究探索、积累经验阶段，目前已经开始向成熟阶段转变。

北京协和医院肝脏外科于 2008 年初开始成功地开展了腹腔镜肝脏切除术，包括联合肝段切除、左肝外侧叶切除、肿物切除等，所涉及的肝脏疾病可包括肝癌、肝血管瘤、肝局灶性结节性增生、肝囊肿等。其优点是创伤小、恢复快、切口小而美观，可能是外科领域的方向之一。

但目前用腹腔镜切肝还需要较严格的指征，也常常需要选择合适的病例，不是所有肝脏病变的患者都可以从腹腔镜切除中获益。

119. 肝脏部分切除后，能够再生吗？

医生：能！肝脏不但能再生，而且是体内再生力最强的器官！这种再生是在肝脏损伤（包括部分切除和肝病损害）后发生的一种复杂的修复和代偿反应。正常的肝细胞更新很慢，但肝脏受到损伤或部分手术切除后，成熟的肝细胞可迅速进入细胞周期，通过再生以代偿肝功能。

对于正常肝脏组织，肝切除 2/3 后，2 周左右肝功能可完全恢复，其体积和重量最后也能恢复到同术前相仿的程度。已经发生肝硬化的异常肝脏也会再生，但是不会再生出完全正常的肝细胞，也很难恢复到术前相仿的程度。

影响肝脏再生的因素有肝脏的供血、营养、年龄和药物等。肝脏再生是有多种细胞因子、激素参与调节的精确而有序的过程，肝细胞生长因子作为其中一种强大的促肝细胞分裂原可启动肝脏再生；胰岛素与之有协同作用。

因此，合并有糖尿病的患者行肝脏手术后肝脏修复能力和速度会减慢；合并有肝硬化的患者，由于大量的增生结节减慢门静脉的血流速度，影响肝内血液循环，加上肝细胞对细胞再生因子反应减弱，手术后肝脏再生修复能力也会减慢。

所以我们认为您术后的恢复比没有肝病基础的患者要差一些，但也不绝对，您要有信心。

120. 肝脏肿瘤切除对剩余肝脏是打击吗？这种影响有多大？能恢复吗？

医生：肝脏部分切除术中由于肝细胞的损伤，术后监测血中肝酶（如ALT、AST等）常常升高，胆红素也会有轻度升高，经过保肝支持治疗通常很快可以恢复，尤其是肝囊肿、肝血管瘤患者。肝脏大手术中为减少或控制出血，在切除病肝时有时需要阻断肝脏供血一段时间，这通常不会对剩余的肝脏有很大的影响。

但对存在肝硬化的肝脏来说，肝脏缺血再灌注会对剩余的肝组织造成一定的损害，术后监测胆红素升高，但经过保肝支持治疗，肝脏的损伤可以慢慢修复，胆红素在术后1~2周多数可以慢慢降至接近正常水平，肝硬化严重的患者需要接受一定时间的口服保肝药的正规治疗，并且注意平时的生活起居及饮食营养。

121. 肝脏手术一般是大手术，会对机体产生其他影响吗？

医生：大手术通常会导致机体产生应激反应，这是一种防御反应，但手术应激也会影响机体的免疫功能，导致体液、细胞免疫功能降低，机体免疫防御能力减弱，从而增加感染易感性和残留肿瘤细胞的生存概率。术后病人常表现为肌肉软弱、睡眠质量差、注意力不易集中等，尤其多见于老年、肿瘤、感染等病人；手术创伤时机体分解代谢增加，合成代谢低下，组织修复缓慢。

合并高血压的患者，由于疼痛刺激、机体应激反应等，术后血压会升高，但术后血压在140~150/90~100毫米汞柱时一般不需特殊处理，若血压高出上述范围，在不能进食的时候，我们通常会通过静脉用药控制血压；病人完全清醒到能进食的状态，可以口服平时服用的降压药。若麻醉未完全清醒，患者可能会有些躁动，此时的血压变化并不是机体正常的反应，可等患者安静后复测。

此外，由于机体对手术创伤的应激反应，体内血糖会升高。无论有没有合并糖尿病，如术后血糖明显升高，则需治疗干预。一般在补液情况下，医生会用胰岛素来控制血糖，并根据监测的血糖值调整胰岛素泵的速度，当患者逐渐恢复饮食时，可以应用皮下注射胰岛素或口服降糖药来控制血糖，并监测空腹和三餐后两小时的血糖。没有糖尿病的病人在术后创伤打击恢复后，一般血糖能恢复正常。

122. 肝脏手术采用什么样的切口？术后疼痛怎么办？

医生：肝脏手术伤口通常为右侧肋缘下切口或中上腹部人字形切口。伤口旁可以根据情况，不放置引流管或放 1~2 根引流管，引流局部渗液并监测术后出血情况，根据术后情况逐一拔除。术后伤口正常换药频率为每隔 3~4 天换 1 次，伤口渗液较多或引流管周渗出浸湿敷料时要及时换药。腹腔镜手术为一些 1 厘米左右的小切口和一取标本的稍大切口，根据手术部位的不同而稍有不同。

手术后伤口可能会出现疼痛，这与局部神经受损、术中牵拉等有关。如果装有自控式的镇痛泵，在术后可由护理人员教导自行使用自控式的镇痛泵来减轻疼痛；如果没有装自控式的镇痛泵，在术后疼痛不适时，可根据情况决定是否注射止痛剂来减轻疼痛。目前自控式镇痛泵为阿片类药物，有些病人会出现头晕、恶心甚至呕吐的副作用，此时，非阿片类镇痛药可以用以增加镇痛效果，减少副作用。

123. 肝脏手术后如何护理切口？

医生：出院时覆盖在伤口表面的纱布或敷料是临时的，可以在拆线3 天后予以去除，不必总是包着、捂着，因为切口在干燥情况下愈合最佳。

拆线以后 1 周左右，只要伤口愈合良好，可以用清水清洗伤口或淋浴，但不要用力搓揉。

医生提醒：要保持伤口清洁干燥。在伤口完全愈合修复之前不可游泳和剧烈转体运动。

124. 肝癌患者术后如何复诊？

医生：肝癌术后的复诊分为早期复诊和定期复诊。

早期复诊：一般在出院后1~2周、身体状况恢复后来医院复诊。主要随诊目的是：①观察切口愈合情况；②结合患者一般情况，进行饮食指导；③复查血常规、肝肾功能、出凝血时间、甲胎蛋白（AFP）、GP73等；④并确定术后第4~6周的介入化疗方案。

定期复诊：术后4~6周介入化疗后，若无明显复发迹象，开始定期随诊，目的是监测疾病发展、复发或治疗相关不良反应。一般认为，随访频率在治疗后早期应较密集，之后逐渐加大随诊间隔。具体的间隔时间根据不同医生针对不同患者，可能会稍有不同。如果发现复发，应再进行治疗后重新开始随诊。

125. 肝脏肿瘤术后需要进行抗病毒治疗吗？

医生：在我国，90%以上的肝癌患者有乙肝或者丙肝的背景。譬如说您就是乙肝携带者，现在又有活动性肝炎的基础。

乙肝或丙肝病毒感染所致的肝癌患者，不仅病毒本身往往仍处于活跃状态，而且手术、放疗、化疗等抗癌治疗，也可能会刺激病毒复制，因而抗病毒治疗是肝癌综合治疗中的重要部分。

国内外研究表明，在治疗肿瘤的同时进行抗病毒治疗，能够延缓肿瘤的复发，改善患者的预后。如果忽视抗病毒治疗，可能会影响疗效。

因此，在术前和术后要监测乙肝病毒脱氧核糖核酸（HBV-DNA）或丙肝病毒核糖核酸（HCV-RNA），再结合肝功能具体情况来进行抗病毒治疗。具体我们会和感染专科联系，为您制订最合理的方案。

126. 平时生活中如何注意保护肝脏？

医生：平时生活中保护肝脏的措施可包括以下几方面。①定时、定量进食，按时作息，适当活动、锻炼，避免过度劳累；②避免可能造成肝损伤的食物摄入，如酒精、烟草、腐败或腌制的食物及油脂性大的食物等；③避免服用可能引起肝脏损伤的药物，除医生建议服用的药物，如保肝药等外，尽量减少服用不必要的药物；④根据肝脏病变情况，参照专科医生意见，一般 3~6 个月检查肝功能一次。自觉不明原因发热、劳累、食欲差、厌油腻、皮肤巩膜黄染等不适时随时检查，并建议到肝脏外科专科门诊处就诊。

医生提醒：谨记不劳累、忌烟酒、慎服药、勤复查，做到生活有规律。这对有肝硬化等基础疾病的朋友尤其重要！

127. 有肝脏基础疾病的人，如肝硬化、脂肪肝、慢性肝炎患者，今后应该如何注意饮食？

医生：手术后需从无脂肪流质饮食开始，以淀粉类食物为主，包括米汤、米粥、藕粉、果汁等，其后，逐渐过渡到低脂半流质饮食和低脂软饭。

膳食中添加少量甜食（如蔗糖等），以满足维持血糖的需要。

肝脏手术后宜选择蛋白质丰富而低脂的食物，包括鱼、虾仁、鸡蛋清、瘦鸡肉、豆腐、豆浆、新鲜蔬菜及水果等都是此阶段适合的食物种类。

有肝脏基础疾病的人饮食还需注意以下几点。

（1）忌多食各类油炸和油煎食物，包括油饼、油条、炸糕、炸鱼、炸肉等。

（2）禁酒：即使少量饮酒也会使肝细胞进一步受损，导致肝病加重，要做到滴酒不沾。

（3）尽量少用各类刺激性调味品，包括辣椒、芥末等。

（4）伴有腹胀症状时，应少吃产气食物，包括生黄豆及其他产气食物。

（5）饮用牛奶可能因乳糖不耐受症或其他因素导致腹胀和腹泻，故一次性饮用不宜超过1袋（约250毫升），且不宜空腹饮用。适当加热后饮用可能减少胃肠不适的发生。

（6）肝功能损害严重的患者不宜大量进食富含膳食纤维的食物，包括魔芋、玉米面、韭菜、芹菜、燕麦、莜麦、荞麦等。

（7）宜采用少食多餐的进食方式。肝病患者每日可用4~6餐，除三次正餐外，两次正餐间可进行少量加餐，每餐进食量不宜太多，以减少肝脏负担。

（8）食物应新鲜、可口、易消化，并富于变化。在不违背营养原则的前提下，应尽量照顾患者的饮食习惯。

推荐的适宜食物如下：脱脂牛奶、酸奶、鸡蛋、豆腐、豆浆、淡咖啡、淡茶、鲜榨果汁、普通的谷类（米、面）、全麦面包、各类蔬菜（韭菜、芹菜、茼蒿等除外）、去皮的家禽（鸡、鸭等）、鱼、瘦猪肉、瘦牛肉、瘦羊肉等。

不宜进食的食物有：烧烤或油炸肉类、香肠、辛辣食品和调味品、腌制食物（泡菜、酸菜等）、含食品添加剂多的饮料、干果（瓜子、核桃、花生等）、各种酒类等。

医生提醒：切忌进食霉变食物！

128. 小肝癌首选手术，其他肝癌除了手术之外，还有什么治疗方法？

医生：早期肝癌的治疗是以外科手术为主的，但部分患者发现肝癌时就失去了手术机会，需要一些非手术治疗来试图延长患者生存期。

肝癌的非手术治疗包括局部治疗和系统性治疗。局部治疗包括局部消融治疗、肝动脉介入治疗等；系统治疗包括分子靶向药物治疗、免疫治疗、全身系统化疗、基因治疗等。

129. 什么是局部消融治疗？

医生：局部消融治疗包括射频消融、微波消融、冷冻治疗、高功率超声聚焦消融以及无水乙醇注射治疗，具有微创、安全、简便和易于多次施行的特点。

近年来，射频消融技术发展迅速。射频消融是在 CT 或超声定位引导下，将射频针穿入肝癌病灶，利用高温杀死癌细胞。对于小肝癌，能起到有效的治疗作用，并且创伤相对较小，对肝脏的损害轻，可反复应用。

130. 什么是肝癌的介入治疗？

医生：肝癌的介入治疗是指在放射线照射定位下，将导管经外周动脉（一般是大腿根部的股动脉或手腕上的桡动脉）进入供应肝脏的血管，并经导管注射药物进行治疗。

根据治疗操作的不同，分为肝动脉灌注化疗、肝动脉栓塞、肝动脉栓塞化疗。

介入治疗时，化疗药物通过介入的方式完成治疗；栓塞是指介入过程中用特殊的材料同时将供应肝肿瘤的血管进行堵塞，使肿瘤缺血。介入治疗对于包膜比较完整的巨块型肝癌和大肝癌具有一定的效果，能有效控制肝癌生长，明显延长患者生存期，使肝癌患者获益，已成为不能手术切除的中晚期肝癌患者或者不能耐受手术患者的首选和最有效的治疗方法。有时可见不良反应，通常有发热、碘过敏、出血、感染、血管破损等及化疗相关副反应，但这些不良反应发生率并不高。

131. 什么是肝癌的分子靶向治疗？

医生：这是近年来的研究热点。所谓分子靶向治疗，是针对细胞受体、关键基因和调控分子为靶点的治疗，是利用针对这些细胞或靶点的特异性药物封闭肿瘤发展过程中的关键受体，并纠正其病理过程，对肿瘤细胞起调节作用和稳定性作用。

一些临床观察和研究证实，靶向治疗与肝动脉介入治疗或系统化疗联合应用，可使患者获益。个体使用靶向药物后疗效差异非常大，很多靶向药物只对部分患者有效，而且靶向药物费用高昂。但是需要强调的是，分子靶向治疗还是可以使一些人群获益的。

很多肝癌患者在发现肿瘤时已属晚期，无法手术治疗。对于此类患者，在全面评估的基础上，可以考虑用分子靶向药物治疗。

医生提醒：具体可咨询相关医生。

132. 什么是肝癌的免疫治疗？

医生：肝癌的免疫治疗是使用免疫调节剂，如胸腺素、自体淋巴细胞扩增回输（EAAL）、核糖核酸、干扰素、白细胞介素等进行治疗。

一般认为免疫治疗能提高机体免疫力，杀灭残存的肿瘤细胞，延缓复发，但需要掌握免疫治疗的时机。通常在机体遭受炎症打击时，如发热、术后近期或刚进行了创伤性治疗等情况下，最好延缓应用，否则会起到相反的作用。

肿瘤疫苗的治疗是通过肿瘤细胞获得肿瘤疫苗，后者激活机体自身的特异性免疫，从而消灭残存的肿瘤细胞的新兴肿瘤治疗方法。目前在肝癌治疗中尚处于研究阶段。

133. 什么是肝癌的全身化疗？

医生：肝癌的全身化疗是临床常用的姑息性治疗手段，但有效率比较低。近些年逐渐开始重视生物免疫治疗，可以改善生活质量，有助于提高抗肿瘤疗效，降低术后复发率。

另外还有放疗、中医治疗等。

总体而言，肝癌的治疗，可以手术切除的，优先选择外科切除，并且需要多学科合作的多模式治疗，根据不同的患者，制订合适的个体化治疗方案。

134. 什么是肝癌的放射治疗？

医生：肝癌的放射治疗包括外照射治疗和内照射治疗。外照射治疗一般较少应用于肝脏恶性肿瘤术后的患者，但有时也用于不能手术但病灶又局限的患者。内照射治疗是近年来应用于临床的技术，它通过精细定位将放射性碘（^{125}I）微粒子植入肿瘤内部，达到近距离、持续放疗的目的，治疗时间可达200天，安全且疗效肯定，适用于高龄、严重肝硬化、肝转移癌等无法手术切除的病例。

新的研究发现，对于小的肝癌，通过大剂量放疗也可以达到与手术相近的效果，为因其他的原因失去手术机会的患者提供了一个很好的选择。较大的肝癌，放疗也可以通过与栓塞或射频消融结合，控制肿瘤发展，延长患者存活时间。

因为肝脏的射线耐受性较差，不宜大范围放疗。三维适形放疗及调强放疗是放疗的新技术，可以是放射线在体内高剂量区与肿瘤形状在三维方向一致，从而使体内放射线主要集中在肿瘤内，周围正常的肝脏只受小剂量的照射，有利于肝癌的放射治疗。新技术的使用使放疗在肝癌的治疗中有可能发挥越来越重要的作用。

对早期肝癌的根治性放疗，应用调强放疗或三维适形定向放疗技术，并要进行很精确的位置验证，使肿瘤区获得高剂量照射的同时，避免放射性肝炎的发生。

135. 肝功能不好，手术风险大，可以行放疗吗？肝脏放射治疗风险大吗？

医生：肝脏放疗有如下副作用。

（1）肝脏是放疗耐受相对较差的器官，在放疗过程中可能出现放射诱发的肝病，在放疗过程中需监测肝功能变化，如发现肝功能严重损伤，需及时停止放疗，并予保肝脏、激素及对症支持治疗，大多数患者可恢复，但严重的也可因放射性肝病而死亡。

（2）肝癌放疗过程中会照射到十二指肠、胃，需警惕胃、十二指肠出血甚至穿孔的风险，如果放疗过程中出现呕血、黑便、发热、剧烈腹痛等，需及时向主管医生汇报。

（3）如合并化疗，还需每周查血常规，警惕骨髓抑制，表现为血白细胞、中性粒细胞、红细胞、血小板的减少，如果出现，可暂停放疗并对症处理。

136. 肝癌有基因治疗吗？

医生：基因治疗也是目前研究的热点。部分肿瘤的基因治疗已开始临床化并取得一定效果。目前肝癌的基因治疗处于试验阶段，希望在不久的将来能应用于临床。

137. 中医药对肝癌有治疗作用吗？

医生：祖国传统医学博大精深，其中有许多原理已应用数千年，有些对肿瘤是很有效的，我们是推荐的。

中医中药的治疗一般可与其他治疗方法联合应用或单独应用，中药以扶正为主，可减轻不良反应、改善全身情况。具体可就诊中医门诊。

值得指出的是，中医中药在很大程度上同西药一样，是因人而异的，对某些患者疗效肯定的药方不一定对所有患者均同样有效。

另外，不同的中药对肝肾会有损害作用，应用时一定要注意检查肝肾功能情况。

王先生积极完善了术前检查，SPECT 提示肿瘤无转移。在积极保肝治疗半个月，肝功能基本恢复后选择了肝段楔形切除，手术顺利。

术后王先生积极康复锻炼，并戒除了很多不良习惯，迄今恢复良好。定期随诊中。

小 TIPS：

我最关心的问题是：1. _____

2. _____

3. _____

我曾经的诊断：

我曾经的用药：

药　名	用　法		疗　程
	片/次	次/天	

1.

2.

3.

4.

5.

6.

7.

8.

9.

10.

五
肝外胆管系统肿瘤

　　阿宝，男，35 岁，日夜倒班工作，常不吃早餐，好饮酒吃肉。近两年体检发现胆囊结石，有 2 次油腻餐后胆石症发作史，为一过性腹痛，进食后明显，清淡饮食后可自行缓解；自觉是吃多了，未在意，未就诊。

　　昨天，阿宝和同事一起吃了一只烤鸭，又喝了 6 瓶啤酒，1 小时后觉得右上腹痛，未进晚餐，夜间腹痛开始越来越重伴呕吐 1 次，次晨遂去医院检查。体检未发现明显发热，肝功能检查提示轻度梗阻性黄疸伴 ALT 轻度升高。B 超检查发现肝外胆管略增宽，胰头段胆管显影不清；诊断胆总管下段病变，性质待定。医生说要进一步做 CT、磁共振等检查。

　　阿宝和家人觉得这次发病比平常重，医生都让检查 CT 了，肯定病得不轻，听说胆管癌就是这样。阿宝很担心。

　　于是咨询医生。

138. 医生，您说我是不是得胆管癌了?

　　医生：那可不一定。你看，人体的胆道始于相邻肝细胞形成的胆小管，并逐渐汇集成汇管、小叶间胆管及较大的肝管，左右肝管又汇成肝总管。出肝门后，肝总管和胆囊管又汇成胆总管，然后开口在了十二指肠乳头。胆管中任何一处胆汁受阻都会引起胆汁淤积所致临床表现及生化改变。

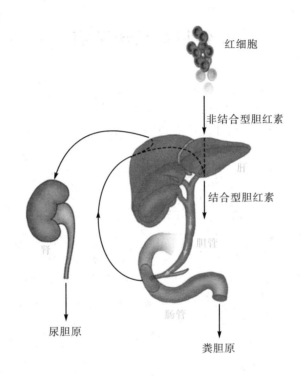

您过去有明确胆囊结石史，现在有梗阻性黄疸，肝外胆管宽，我们认为病变位于远端胆管或者胰头、壶腹等地方，是有道理的。但是，第一，并不一定只是胆管病变；第二，结合您的年龄和发病情况，更不一定是癌。

胆管的下段要行走在胰头里面，在很多肠道的下面，肠道的气体会影响 B 超的结果，所以当 B 超看不清楚胆管下段时，我们都会建议您复查或者行 CT 或磁共振胰胆管造影（MRCP）或超声内镜，甚至内镜下逆行胰胆管造影术（ERCP）等其他检查，以了解病变的具体位置及性质。不一定是癌才需要做这些检查，您不必太紧张。

139. 我需要做哪些检查?

医生：以您的性别、年龄以及日常生活习惯、既往病史，这次发病有腹痛和梗阻性黄疸，个人认为更像胆道结石，可能继发于胆囊结石的可能性最大。一般 B 超对胆结石的敏感度可以高达 90% 以上，但严重肠气干扰时会影响检查结果的准确性。

与胆管相关的实验室检查有肝功能中的总胆红素（TB、TBil）、直接胆红素（DB、DBil）、间接胆红素（UB）、碱性磷酸酶（ALP）、谷氨酰转肽酶（GGT）等（参见第 103 问）；严重梗阻性黄疸时凝血时间会延长（影响维生素 K 的吸收所致，肌注维生素 K_1 可快速纠正凝血时间）。

与胆管系统相关的影像学检查有：B 超、CT、MRCP、ERCP 及超声内镜（EUS）等。一般来说 B 超可以清晰地看到结石后面明确的声影，对结石的诊断敏感度、特异度都很高，且因为无创、价廉、方便，在胆石症的诊断上应用十分广泛。

您目前的检查已经提示胆道有梗阻，我们下一步建议您要么复查 B 超，要么进行 CT、MRCP 的检查。必要时再行超声内镜或 ERCP 的检查。进一步明确造成您腹痛和梗阻性黄疸的原因。

140. 什么叫继发的胆囊结石?

医生：临床有一类疾病叫胆石症，按照结石所在的部位，医学上把它们分为胆囊结石和胆管结石。胆管结石又分为肝内胆管结石和肝外胆管结石。

肝内胆管结石和胆囊结石往往归外科医生处理，肝外胆管结石因医疗技术进步，可以由消化内镜医生经 ERCP 术下行十二指肠乳头肌切开术（EST）取石术进行微创处理（参见 142 问）。

如果不是该部位自行生成的，而是由其他部位因各种原因转移而来的结石，我们都称为该部位的继发结石。多数肝外胆管结石是由于胆囊或肝内胆管的石头掉入造成的，不是在肝外胆管自行生成的，所以我们称这类结石为继发肝外胆管结石。如果是胆囊结石因为某种原因（如暴饮暴食、油腻餐后）掉入了肝外胆管，我们就称这类结石为继发于胆囊结石的肝外胆管结石。您既往有明确胆囊结石病史，本次油腻餐后发病，梗阻性黄疸伴肝外胆管扩张，首先考虑胆囊结石排入胆总管，造成了胆总管阻塞。

不管是什么原因造成的肝外胆管结石，都可以造成肝外胆管一过性的阻塞；结局要么是结石自行排出；要么需要医生行微创术或开腹术取出，使胆总管恢复畅通。

141. MRCP 是一种什么检查？

医生：这是一种核磁的胰胆管成像技术。可以参见第 14 问。

142. 什么是 ERCP？什么是 EST？

医生：ERCP（endoscopic retrograde cholangiopancreatography）是内镜下逆行胰胆管造影术的意思，主要用于检查十二指肠壶腹部及胰胆管的情况。EST（endoscopic sphincterotomy），是十二指肠乳头肌切开术的英文缩写。

比方说您现在的情况，如果禁食+补液还不缓解，B 超、CT 及磁共振检查不能确诊，或者确诊为肝外胆管结石后需要治疗，就可能会用到这个ERCP+EST 术了。

143. ERCP+EST 术是怎么做的？

医生：ERCP 是用十二指肠侧视镜经口进到十二指肠中部一个叫十二指肠乳头的地方，观察这个区域，如果没有问题，就通过一根特殊的导丝经不同方向进入胆总管或胰管，然后顺进一根导管打造影剂观察胆总管或胰管。EST 则是在 ERCP 操作基础上用一种特殊的导丝刀将十二指肠乳头切开一个小口子，好把堵在胆总管或胰管内的异常物体如结石等，用一些特殊器械掏出来。

144. 什么人才需要做 ERCP+EST 术？有危险吗？

医生：这个说来复杂。

一般来说，需要做 ERCP 的人主要有以下几种：①临床怀疑有胆管结石、肿瘤、炎症、寄生虫或梗阻性黄疸且原因不明者及需要治疗者；②临床怀疑有胰腺肿瘤、慢性胰腺炎、胰腺（先天性）病变查因者及需要治疗者；③临床怀疑有十二指肠乳头或壶腹部炎症、肿瘤者；④临床怀疑有胆总管囊肿等先天性畸形及胰胆管流出道异常者；⑤某些肝脏疾病查因者；⑥其他怀疑存在胆胰疾病者。

但是如果存在以下情况：①上消化道狭窄、梗阻、消化内镜无法抵达十二指肠降段者；②有严重心肺功能不全等其他内镜检查禁忌者（详见第 17 问）；③非结石嵌顿的急性胰腺炎或慢性胰腺炎急性发作期；④有胆管狭窄或梗阻，而不具备引流技术者，都是 ERCP 的禁忌证。

EST 的常见适应证则包括：①胆总管结石；②胆总管下段良性狭窄；③胆道蛔虫病；④急性梗阻性化脓性胆管炎；⑤奥狄括约肌功能障碍等。

禁忌证则包括：①有严重心肺功能不全等其他内镜检查禁忌者（详见第 17 问）；②因解剖异常致十二指肠镜无法通过者；③严重凝血机制障碍及出血性疾病者；④胆管下端良性或恶性狭窄，其狭窄段经 ERCP 诊断 EST 达不到治疗目的者。

常见的操作风险（并发症）有：消化道出血、穿孔、胆道逆行感染、急性胰腺炎等。

这个太专业了，您只需要知道如果您存在不能自行缓解的梗阻性黄疸，且病变部位在胆总管，就有可能用到这个检查就可以了。

145. 胆总管可能得哪些肿瘤？很恶性吗？

医生：文献统计，肝外胆管系统肿瘤有良性，也有恶性，确诊需要病理检查证实。一般"瘤"偏良性，"癌"是恶性的。

146. 我会是胆管癌吗？

　　医生：上面已经说过了，不太像。

　　胆管癌是来源于胆管上皮的恶性肿瘤，发病率比胆囊癌还低，多见于老年人，男女发病率相似。与乙肝、丙肝、肝硬化间无明确相关。但约一半的患者可能有胆道结石，提示结石的慢性炎症刺激作用可能会造成肿瘤的发生。

　　胆管癌的主要临床表现是进行性加重的梗阻性黄疸，伴上腹部胀痛，可有恶心、呕吐、体重减轻和肝大。根据梗阻部位的高低，有无胆囊肿大，临床表现各不相同。肿瘤位于胆囊以下者多能摸到肿大如鸡蛋般的胆囊，而且多数不疼。

　　辅助检查除梗阻性黄疸外，肿瘤标志物 CEA、CA19-9、CA242 往往会升高。B 超、CT、MRCP 和 ERCP 会有占位性影像改变。目前 ERCP 因为相对有创，主要在治疗时才应用，已经不常规用于诊断了。

　　您无论从年龄还是发病情况，都不太像是胆管癌，所以请您进一步完善 CT 等检查后再说。

147. 胆囊也会得癌吗？ 一般有哪些表现？

　　医生：当然也会。但是胆囊癌的发病率不高，只占所有肿瘤的 0.8%~1.2%，远不如胃癌、肝癌等多见。其中女性较男性多 2~4 倍，也常见于中老年人。腺癌约占 80%，未分化癌约占 6%。与乙肝、丙肝、肝硬化间无明确相关。

　　胆囊癌早期症状非常不典型，一旦发现多是晚期，预后很差。其发病原因不详，目前多认为与胆囊良性疾病，如胆囊结石并发，可能与胆囊结石长期刺激胆囊壁造成的慢性炎症有关；也可能与胆胰管汇合处解剖异常、胆囊腺瘤、遗传等因素相关，甚至有人发现溃疡性结肠炎患者中胆囊癌的发病率也较普通人群为高，需要进一步研究。

胆囊癌以直接浸润周围脏器为主要转移方式，也可经淋巴管、血液、胆管等转移。我们曾经见过的几个胆囊癌的患者都有邻近的肝转移，预后都不好。

胆囊癌晚期时肿瘤倍增速度很快，不仅可以阻塞胆道，造成梗阻性黄疸或胆囊肿大，也可以侵犯十二指肠造成肠梗阻，有些患者甚至会因高位肠梗阻而就诊，进而发现胆囊癌。

148. 诊断胆管癌、胆囊癌常用的检查有哪些?

医生：我们常用的检查有以下几种，部分特点及优势见下表。

常用诊断胆管癌、胆囊癌的检查

检查方法	胆囊癌	胆管癌
B 超	诊断阳性率达85%以上	较好
CT	诊断率达90%以上	较B超更为清晰
超声内镜	可发现2毫米肿物	敏感，可行治疗
磁共振胰胆管造影（MRCP）	无创、多角度	较好显示占位范围
彩色多普勒血流造影	鉴别良恶性占位	乏血供，无优势
动脉造影	中晚期可用于治疗	乏血供，无优势
ERCP/PTC/PTCD	诊断阳性率70%以上且可取胆汁行病理性检查及梗阻性黄疸引流治疗	
病理活检/胆汁引流液找瘤细胞	诊断金标准	
肿瘤标志物	90%以上升高	50%以上升高

注：MRCP，磁共振胰胆管成像术；ERCP，内镜下逆行胰胆管造影术；PTC，经皮行肝胆管穿刺造影术；PTCD，经皮肝穿刺胆道置管引流术

149. 胆管癌、胆囊癌怎么治疗?

医生:首先,任何肿瘤在治疗前我们都需要对患者进行充分的评估。内容包括以下方面:

(1)肿瘤分期、分型的评估,譬如早期肿瘤和晚期已多处转移的肿瘤的处理原则就截然不同。早期肿瘤患者我们仍然主张尽量切除,而后进行心理、营养、放疗、化疗、免疫治疗等综合性治疗(参见第四部分肝癌)。晚期肿瘤则选择姑息性治疗,如尽量解除患者的梗阻性黄疸(ERCP 或 PTCD 或胆管内支架置入术等)、对病灶进行放疗等,特别是进行三维适形立体放疗,效果更好。胆囊癌和胆管癌对化疗均不敏感,虽然目前有少数化疗药物对胆管癌有一定疗效,部分胆管癌可以行选择性动脉灌注化疗,但总体化疗的疗效欠佳。

(2)患者一般状况的评估,如一般状况好,无明显心肺、凝血异常等严重危及生命的疾病,可以根据上面的原则进行治疗。

(3)患者社会状况的评估,如心理、家庭经济状况等方面,都是医生做治疗选择时需要考虑的内容。

医生提醒:任何一种肿瘤的治疗都应该是综合治疗,包括心理支持和鼓励。

150. 胆囊癌、胆管癌的治疗效果很差吗?

医生:是的。

胆囊癌的 5 年生存率仅在 5% 以下,80% 以上患者病逝于诊断 1 年内。不过,如果早期发现,癌细胞仅在胆囊的黏膜和黏膜下层,5 年生存率可在 70% 以上。

胆管癌根据病变部位不同预后不同。可分为肝门部胆管癌（高位胆管癌）、胆管中部癌及胆管下端癌。肝门部胆管癌手术切除最困难，不到其他两个部位胆管癌切除率的1/3，预后最差。

阿宝经 CT 及 MRCP 检查，确诊为胆总管下端结石，行 ERCP+EST 及网篮取石术后，肝功能迅速恢复正常。

因为阿宝的胆囊结石已经造成严重的继发胆管结石及梗阻性黄疸，已经是"犯罪胆囊"了，故在 ERCP+EST 术后 1 个月内被切除。

阿宝从此开始规律饮食，定期随诊 B 超 2 年，未再发现肝内外胆管结石。

小 TIPS：

　　　　我最关心的问题是：1. _____

　　　　　　　　　　　　　2. _____

　　　　　　　　　　　　　3. _____

　　　　我曾经的诊断：

　　　　我曾经的用药：

药　名	用　　法		疗　程
	片/次	次/天	
1.			
2.			
3.			
4.			
5.			
6.			
7.			
8.			
9.			
10.			

六
胰　腺　癌

　　马先生，男，46 岁，销售工作，平素烟酒应酬较多。2 年来时有中腹偏左的腹痛、油腻餐后不适伴腹泻，近期又发现血糖增高半年。最近体力偏差，体重减轻 10 千克（公斤）。体检发现胰功能异常，血淀粉酶及 CA19-9 升高。同时 B 超提示胰体尾部有占位，提示胰腺癌可能。

　　为进一步检查来院就诊。

151. 医生，胰腺在哪儿？

　　医生：胰脏是一个大而细长的葡萄串状的腺体，横于胃后，约平第一腰椎椎体处。在脾脏和十二指肠之间。下图标示的长条状的腺体，就是胰腺。

　　胰腺与肝、胆、胃、肠道、脾脏、肾脏毗邻，功能十分重要，是人体一个重要的脏器。

　　为便于疾病定位，我们常将胰腺分为胰头、胰颈、胰体及胰尾四个部分。其右端是较大的胰头、朝下，左端是较小的横

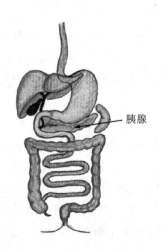

胰腺

着的胰尾，尾部靠着脾。

152. 胰腺的功能有哪些？

医生：胰腺功能十分重要，可以说与咱们的生命息息相关。大体来说，可以分成外分泌功能和内分泌功能两类。

胰腺的外分泌腺体主要分泌胰液及各种消化酶（淀粉酶、脂肪酶、蛋白酶等），其功能主要是消化糖、蛋白质和脂肪。

胰腺的内分泌腺体主要分泌胰岛素、胰高血糖素以及生长激素释放抑制激素、血管活性肠肽、胃泌素等。胰岛素大家耳熟能详，它的绝对和相对缺乏与各型糖尿病相关。

胰腺任意部位的损伤都有可能造成上述两方面功能的损伤，一般来说外分泌细胞多分布在胰腺的头体部，内分泌细胞特别是胰岛细胞多分布在胰腺的尾部。所以，相应部位的损伤造成的功能损伤后果略有不同。

153. 糖尿病和胰腺长东西有关系吗？

医生：糖尿病原因很多，就您而言，2型糖尿病和特殊类型糖尿病都是需要考虑的。后者可能与长期大量饮酒或胰尾占位，导致胰岛细胞破坏过多相关。故有医生认为，无明显糖尿病家族史，且无明显胰岛素抵抗表现的患者，近期出现血糖升高，应该常规排查胰腺癌的可能。

154. 胰腺上长东西，就一定是胰腺癌吗？

医生：那倒不一定。我们只是说胰腺占位，也就是胰腺上长了不该长的东西。至于是不是癌，那得由病理科医生最终确定。

胰腺肿瘤也分上皮来源的良性，有点恶性和恶性的肿瘤，以及非上皮来源的肿瘤和从别的病变部位转移来的肿瘤。

我们常说的胰腺癌不过是胰腺上皮肿瘤内恶性的一种，其中90%是导管细胞癌，60%~70%位于胰头，恶性程度比较高，预后差。

155. 胰腺癌有什么表现?

医生：胰腺癌的临床表现与肿瘤所在胰腺的部位、胰胆管梗阻情况、胰腺破坏程度及转移等情况相关。

常见症状有以下几种。

①腹痛：典型胰源性腹痛为持续性、进行性加重的中上腹或持续性背痛，进食加剧（与胰液分泌不畅相关），弯腰可略缓解，晚期常需镇痛药或神经节阻滞介入治疗；②体重减轻：90%的患者有明显的体重减轻；③黄疸：胰头癌可出现无痛性、进行性梗阻性黄疸；④其他：如厌食、消化不良、恶心、呕吐、腹泻、糖尿病或糖尿病加重等，往往与胰腺癌导致胰腺内外分泌功能受损相关。

医生提醒：胰腺代偿功能较强，胰腺癌早期往往没有明显症状，一旦出现症状往往已是晚期。

156. 胰腺癌一经发现就不能治了吗?

医生：倒不是说胰腺癌被发现时都是晚期，如能手术依然推荐手术治疗，并联合其他治疗手段进行综合治疗。即便到了晚期也是有一些缓解或治疗方法的，比如化疗（含分子靶向治疗）、放疗及中医中药等各种治疗。

但是胰腺血管、淋巴管丰富，腺泡没有包膜，癌细胞侵袭、转移快，易发生早期转移，影响预后。

157. 胰腺癌的转移途径有哪些?

医生：胰腺癌常见的转移途径有4种：①直接蔓延：胰腺周围脏器很

多，都可以蔓延转移；②淋巴转移；③血行转移，如转移到心、肺、骨、脑，甚至肾上腺等脏器；④沿神经鞘转移，可以引起顽固剧烈的腹痛及腰背痛。

通常胰头癌因较易出现梗阻性黄疸而较早被发现，胰体尾癌因症状较不明显而比胰头癌发现得晚，发现时可能已转移。但若发现较早，胰尾癌的手术较胰头癌创伤为小。

158. 胰腺癌怎么治疗？

医生：目前认为早期胰腺癌还是尽量手术切除。晚期则姑息治疗，如内镜下或介入下胆管支架置入术、内镜下胰管支架置入术、放疗、化疗、生物治疗、中医中药等。

159. 什么样的胰腺癌可以手术？

医生：目前并无广泛被接受的胰腺癌切除的标准。美国国立综合癌症网络（National Comprehensive Cancer Network，NCCN）胰腺癌指南推荐在制订诊断性治疗和判定可切除性时，均应进行多学科会诊。

目前获得大多数外科医生及学者认可的胰腺癌可切除标准如下：①无远处转移；②腹腔干和肠系膜上动脉周围有清晰的脂肪层；③肠系膜上静脉/门静脉通畅。

随着胰腺癌扩大根治术的开展，有以下标准的胰头或胰体癌也被认为是有可能切除的：①严重肠系膜上静脉/门静脉受侵；②肿瘤围绕肠系膜上动脉<180°；③肿瘤包绕肝动脉但可以重建；④肠系膜上静脉一小段闭塞可以重建以及肿瘤围绕肠系膜上动脉、腹腔干<180°的胰尾肿瘤。

对于有远处转移、肿瘤围绕肠系膜上动脉>180°、侵犯腹主动脉、腹腔干或肠系膜上静脉/门静脉闭塞且无法重建的肿瘤，判定为无法切除。

淋巴结转移范围超出手术所能切除范围的肿瘤亦视作不可切除。

160. 胰腺占位是胰腺癌吗？如何判断肿瘤转移？

医生：胰腺肿瘤相对无创的检查手段有通过血液筛查肿瘤标志物如 CA19-9、CA242、CEA 及胃泌素、胰高血糖素等（各肿瘤标志物意义参见第一部分），但无法判断是否为癌以及是否转移。需要结合影像学检查。

根据您的病史及较典型的胰源性腹痛，肿瘤标志物阳性，胰腺发现占位，我们高度倾向您患有胰腺癌，很可能有转移。但是准确地评估还是需要一些更精准的影像学检查。

胰腺癌各检查的优势及特点

项目名称	优势及特点
超声	简单易行。"肠气"干扰时胰腺显示不清
CT	增强 CT 检查后，准确率可达 80% 以上，最小可发现 1 厘米以上胰腺占位
MRCP	无创、无造影剂检查
超声内镜（EUS）	胰腺癌检出率几乎 100%。可诊断，必要时可治疗
ERCP	胰腺癌诊断准确率 90% 左右，可行胰液找病理细胞检查，可以完成减黄术，对症治疗
X 线钡餐	间接反映胰腺癌位置、大小及胃肠道受压情况
选择性动脉造影	较 B 超、CT 等对胰体尾癌的显示更为精准，对小胰癌（直径<2 厘米）诊断准确率高达 88%

注：MRCP，磁共振胰胆管成像术；ERCP，内镜下逆行胰胆管造影术

B 超提示您胰腺有占位，为进一步评估胰腺肿瘤的部位、大小、数量、是否存在周围及远处转移，您需要进一步行增强 CT+胰腺薄扫+三维重建的检查。必要时还需行 MRCP、EUS、PET/CT 检查等。

161. 没有转移的胰腺癌如何手术?

医生：胰腺癌有几种经典手术方式，根据肿瘤所在的位置和大小决定切除脏器的多少以及判定结构重建的难度。

常用的术式包括经典胰十二指肠切除术（Whipple术）、扩大的胰十二指肠切除术、胰体尾切除术。还有一些较少使用的术式，包括全胰切除术、次全胰切除术、保留幽门的胰十二指肠切除术等。

（1）经典胰十二指肠切除术：又称Whipple术，是腹部外科最复杂的手术之一，也是胰头癌的标准术式。标准的Whipple术切除范围包括胆囊、胆总管下端、胰头、胃幽门区、十二指肠和空肠上段以及这些脏器附近的淋巴结。然后行消化道重建，包括胰肠、胆肠和胃肠吻合。术后放置引流管，以便对可能发生的胰瘘或胆瘘进行有效地引流。根据情况可能同时行胃造瘘及空肠造瘘，以应对术后可能发生的胃排空障碍及营养支持。

（2）胰体尾切除术：胰腺远端切除术适用于胰腺体尾部肿瘤。由于该部位恶性肿瘤在发现时常已侵犯结肠中动静脉或已发生转移，所以胰体尾癌用到此术式的机会不大，胰腺远端切除术常用于该部位良性肿瘤。一般同脾脏一并切除，良性病变可以保留脾脏。

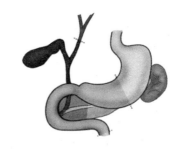

（3）胰腺癌手术的其他术式：除Whipple术及胰体尾切除术，其他手术方式还包括保留幽门的胰十二指肠切除术、扩大的胰十二指肠切除术、全胰切除术、次全胰切除术等。由于并发症发生率较高、术后管理困难、临床效果存在争议等种种原因，不作为胰腺癌手术的标准术式，仅在一些经选择的患者中谨慎使用。

162. 胰腺癌术后会不会更不好？

医生：这要看具体情况。

按术后时间分，胰腺癌术后早期的并发症主要是胰瘘、胆瘘、出血、腹膜炎、肝肾功能不全、切口感染、胃肠吻合口梗阻及胃肠道功能紊乱等；晚期则有可能发生大出血、胆管空肠吻合口狭窄、消化功能障碍及胃空肠吻合口溃疡等。

按部位分，胰头癌术后常见倾倒综合征（详见第 89 问）、消化不良、肠功能紊乱等；胰尾癌术后易罹患糖尿病等。

目前，在多数有经验的外科中心，Whipple 术后死亡率已经下降至 5% 以下。与低死亡率相反，Whipple 术后并发症的发生率高达 40%～50%。

可以给您简单介绍一下几种常见的胰腺术后并发症。

（1）胰瘘：是胰腺手术后最常见的并发症和导致死亡的主要原因，发生率为 5%～25%，致死率为 20%～50%。因此，胰瘘的防治一直备受关注。胰瘘的定义目前仍存在争议，常用的定义是：术后 3～10 天后，手术放置的腹腔引流管引流出超过 50 毫升/天的富含淀粉酶的液体（腹腔引流液淀粉酶水平超过同期血清淀粉酶 3 倍），或经放射学证实，即可诊断。胰腺残端的处理，套入式端端胰空肠吻合、黏膜对黏膜端侧胰空肠吻合和胰胃吻合术是目前预防或减少胰瘘效果肯定的术式。

> **医生提醒**：无论采用哪种术式，均应在胰肠吻合口附近置放闭式引流管。

（2）术后出血：主要包括腹腔内出血和消化道出血。腹腔内出血主要是由于术中止血不够彻底，或患者发生弥散性血管内凝血（DIC）导致创面渗血。消化道出血又可分为早期出血（术后 5 日内）和晚期出血。早期出血往往是胰腺残端出血或胃肠吻合口出血，晚期出血多由应激性溃疡或吻合口溃疡出血引起。

对于腹腔内出血，若出血量多而不能很快停止，应采取紧急措施再次手术探查止血。对于早期消化道出血，由于出血量往往较大，难以采取除外科手术以外的其他有效方法进行治疗。晚期消化道出血，多数患者经内科治疗病情可以控制，若出血量多且不能止血者，应及时行手术治疗。

出血部位可通过胃镜定位，难于定位者可行动脉造影检查并行动脉栓塞止血。

（3）胆瘘：发生率较低，一般在10%以下。胆瘘往往发生于术后5~7日，表现为引流出大量胆汁，每日数百毫升至1000毫升不等。术后胆瘘常为低流量，保持引流管通畅，待局部粘连形成就可自愈。高流量胆瘘者应及时再手术并放置T管进行引流。在胆瘘发生期间还应注意维持水和电解质平衡。

医生提醒：若发生胰瘘，应警惕继发胆瘘。

（4）术后感染性并发症：多为腹腔内局部性细菌感染。胰腺癌根治手术创面较大，故术后可能有较多渗出液，若引流不充分就可引发感染，继而形成腹腔脓肿。临床表现为畏寒、高热、腹胀、胃肠动力障碍、白细胞计数增高等。此外，术后还可能合并呼吸道及泌尿道感染。

一般的腹腔内感染使用抗生素可以控制。对于腹腔内脓肿，B超及CT有助于诊断并定位，同时可在B超引导下做脓肿穿刺置管引流术，少数需再次手术引流。术后若合并呼吸道及泌尿道感染，处理上并无特殊，给予敏感抗生素治疗即可。

（5）胃排空延迟：是指术后10日后仍不能规律进食或需胃肠减压者，主要病因有腹腔感染、吻合口水肿、梗阻、水和电解质紊乱、术后胰腺炎等。术前糖尿病、营养不良是胃排空延迟的主要危险因素。如在术前评估中初步确定患者有胃排空障碍的可能，可在术中行胃造瘘、空肠造瘘，以便术后行胃肠减压及肠内营养。如术中未行胃造瘘、空肠造瘘，术后发生胃排空延迟，也可在术后经鼻置入鼻胃管、空肠营养管，进行支持治疗，并积极寻找病因且去除之。

医生提醒：胃造瘘可以长期保留。

163. 胰腺癌术后应该注意什么？

医生：对于术后恢复充分的患者，在术后 4~8 周内可考虑行辅助化疗或辅助化放疗；术前接受新辅助化放疗的患者不再给予辅助化放疗，仅行辅助化疗。

一些研究显示，术后辅助治疗可延长患者中位生存期，但结论仍存在较大争议。目前胰腺癌辅助治疗尚无标准方案。

肿瘤引起的胰腺破坏以及手术切除胰腺组织可能会导致胰腺功能不足，对于有症状的患者推荐给予胰酶替代治疗及内分泌替代治疗。

胰腺癌患者发生静脉血栓栓塞疾病的风险显著增高，对于发生静脉血栓栓塞的患者，推荐使用低分子肝素，如达肝素钠，进行抗凝治疗。

推荐每 3~6 个月 1 次、持续两年的病史和体格检查。CA19-9 和 CT 扫描随访的作用尚有争议，因为无法表明发现肿瘤标志物升高或 CT 异常后尽早治疗可改善患者的预后。

医生提醒：具体请咨询负责您的肿瘤化疗科医生和随诊医生。

164. 新辅助治疗在胰腺癌的治疗上有意义吗？是否比老方法好？

医生：这个问题问得很好。对于肿瘤病灶可能切除的患者，近年来越来越多的学者主张行新辅助治疗，即术前辅助放化疗。鉴于部分乳腺癌和直肠癌的术前新辅助治疗取得了很好的疗效，胰腺癌的新辅助治疗被寄予很大的希望。近20年来胰腺癌新辅助治疗一直是备受关注的热点问题。

目前胰腺癌新辅助治疗的适应证和临床意义也存在较多争议。新辅助治疗可能为胰腺癌患者带来如下的益处：①降低淋巴结转移率；②进行新辅助治疗时，肿瘤周围血管未被破坏，肿瘤组织处于富氧状态，对放化疗敏感，增加了阴性切缘切净的可能性，加之术前小肠活动性好，放疗对小肠的损伤相对较轻；③因为胰腺癌预后较差，新辅助治疗可以在治疗的早期确定其疗效，能够使那些对辅助治疗无效的患者避免再行该方案化疗，减少出现不良反应的概率，从而尽可能地保证患者本已短暂的生存期内的生活质量；④初次评估为不可切除的患者在接受新辅助治疗之后，有15%～25%的患者因肿瘤缩小而得到再次评估可切除性、重新进行临床分期的机会；⑤有可能降低术中肿瘤种植的风险等。

然而，新辅助治疗也存在相应的风险：①对新辅助治疗疗效不佳的患者，因为延迟手术之故，可能使初始分期为可切除性病灶，在新辅助治疗后成为不可切除的病灶；②进行新辅助治疗之前，原则上需要行组织病理学的诊断，因此存在穿刺活检相关并发症的风险；③由于新辅助治疗历时较长，胆道支架置入后的黄疸患者在新辅助治疗期间并发胆道感染的概率可能增加；④增加治疗费用和治疗副反应，由于放疗引起的胰腺组织纤维化可能会提高手术难度，术后死亡率、并发症发生率也相对增加。

目前胰腺癌的新辅助治疗还没有标准方案，仍然是一个有理论优势而实际中需要不断探索的问题。随着新辅助治疗的开展，更多患者可以接受全面治疗，但是否能够提高手术切除率、延长生存期尚未得出肯定的结论。

> **医生提醒**：目前尚缺少胰腺癌新辅助治疗后手术与直接手术间比较的随机对照研究来评价新辅助治疗的疗效。而开展大样本的前瞻性随机对照研究还存在一定困难，评估这种治疗方式的效果有待于更多的大规模多中心研究结果。

165. 胰腺癌可以放疗吗？

医生：胰腺作为一个腹膜后器官，位置相对固定，可以放疗。

对于那些发现较早、能够进行手术的胰腺癌患者，将手术和放疗结合起来，可以起到更好的治疗效果，这种放疗叫做辅助性放疗。它可以有效杀灭残余的肿瘤细胞，可显著改善预后，延长生存时间，从而提高生存率。

有些患者还可以在手术前进行放射治疗，这样的治疗方案可以使肿瘤缩小，提高手术切除概率，还可以有效防止手术操作造成的腹腔内种植、转移。这种方式，我们称为新辅助放疗。

而对于大部分确诊时已不能手术的患者，放射治疗能够有效地缩小病灶，缓解压迫、疼痛等症状，延长患者的生存时间，改善症状和提高生活质量。

此外，胰腺癌的放射治疗还包括很特殊的一部分，就是手术中的放疗。它是在手术中将肿瘤周围的正常器官如胃、小肠等推开，直接将射线照射到肿瘤部位，可以给比较高的剂量而不伤害周围正常的组织与器官，或者将射线直接照射在可能存在肿瘤残留的部位，减少肿瘤的残留率。通过与术后补充的外照射结合，可以把肿瘤区域的照射剂量提高到单纯外照射不能达到的高度，又不会带来严重的并发症，进一步提高局部控制率，甚至达到根治的效果。因而具有靶向性好、副作用小的优点。由于设备特殊，目前国内开展术中放疗的医院还比较少。

> **医生提醒**：但能否放疗以及如何选择放疗手段，尚需考虑患者年龄、肝肾功能、经济条件、当地医生经验及设备等多方面条件。建议一定要详询专科医生。

166. 胰腺癌放射治疗的范围及剂量一般是怎样的？

医生：放疗过程中，我们把照射的范围称为靶区。胰腺癌常规的靶区包括胰腺癌原发肿瘤位置及转移的淋巴结以及可能转移的淋巴结引流区。出于受到周围正常器官的耐受剂量影响，限制了外照射的剂量，目前一般为 50~60 戈瑞，2 戈瑞/次，一周五次。术中放疗可以单次给到 10~20 戈瑞，术后应补充外照射。

167. 胰腺癌的放疗有什么问题吗？

医生：尽管在胰腺癌的治疗中，放疗已经证明了它不可取代的地位，必须承认，放射治疗的效果还有很大的提升空间。

首先，由于胰腺特殊的位置，且其周围的肝脏、小肠等脏器对于放疗较为敏感，为了保护这些脏器，放疗给予的剂量明显受限，一般仅为 50~60 戈瑞。而若想达到根治的效果，可能需要放疗剂量达到 70~80 戈瑞的等效生物剂量，这也是胰腺癌放疗效果不佳的主要原因。

其次，相当多的胰腺癌靠目前现有的影像学资料并不能真正反映其肿瘤的扩散范围，对复发和手术后的患者亚临床病灶认识不完全，导致放疗照射范围不全，从而使照射后射野区内和边缘复发，导致治疗失败。

最后，胰腺癌患者转移概率较高，很多晚期的患者因而失去了放疗的机会。

168. 胰腺癌的放疗近期有改进吗?

医生：近十年来，放射治疗技术水平有了飞快的发展，如三维适形放疗、适形调强放疗、立体定向放疗、图像引导放疗、EUS 介导下放射粒子植入（近照射）等，这些新技术使得胰腺癌的放射治疗更加精确，能够起到加大靶区剂量、保护周围正常组织的作用，取得更好的临床治疗效果。

169. 胰腺癌的高危因素有哪些，会不会遗传啊?

医生：高脂饮食、饮酒、吸烟、家族史等都是胰腺癌的高危因素。另外，研究还发现胰腺癌与遗传有关系，只是有些了解得比较透彻，有些还需要进一步研究。部分疾病罹患胰腺癌的风险详见下表。

部分疾病患胰腺癌的风险

综合征	遗传方式	基因/染色体位点	患胰腺癌风险
早发家族性胰腺癌合并糖尿病（西雅图家系）	常染色体显性	不知	30%左右；胰腺癌风险增高 100 倍，胰腺炎、糖尿病高危
遗传性胰腺炎	常染色体显性	阳离子胰蛋白酶原（7q35）	30%左右；胰腺癌风险增高 50 倍
家族性不典型黑色素瘤	常染色体显性	p16/CMM2（9p21）	10%
家族性乳腺癌	常染色体显性	BRCA2（13q12-q13）	5%~10%

续　表

综合征	遗传方式	基因/染色体位点	患胰腺癌风险
共济失调-毛细血管扩张症（杂合子）	常染色体显性	ATM、ATB 及其他（11q22-q23）	不知，可能增加
P-J综合征	常染色体显性	STK11/LKB1（19p）	不知，略增加风险
遗传性非息肉性结直肠癌（HNPCC）	常染色体显性	MSH2（2p）、MLH1（3p）及其他	不知，略增加风险
家族性胰腺癌	可能常染色体显性	不知	若直系亲属患胰腺癌，则有 5~10 倍风险

170. 除了胰腺癌，胰腺还常见哪种肿瘤？

　　医生：因为胰脏分外分泌部和内分泌部，所以其肿瘤也可分为胰腺外分泌肿瘤和胰腺内分泌肿瘤。以上说的胰腺癌属外分泌部常见肿瘤。内分泌部比较常见的肿瘤是胰岛素瘤。

　　胰岛素瘤，顾名思义，患者体内胰岛素高，而且有肿瘤。胰岛素瘤会不停地分泌胰岛素，可使这类患者经常处于低血糖的状态之下。

　　成年人空腹血糖浓度低于 2.8 毫摩尔/升（mmol/L）称为低血糖，但血糖低于更低的水平才会导致一些症状的出现，叫低血糖症。

　　低血糖的时候，身体首先要启动防御机制——寻找食物。低血糖的患者会感觉心慌、出汗，血液流动增快，驱使人去寻找食物。人脑需要葡萄糖支持才能维持正常功能，如果找不到食物，就会出现智力、记忆力、计算力的下降，严重者甚至昏迷。这些患者因为常处于低血糖的状态，所以往往不得不经常、大量地吃东西，从而常可引起肥胖。

　　这类患者体内存在高胰岛素血症。所以，诊断时要在患者低血糖发作时，测定其血胰岛素水平。如果血糖低，血胰岛素高，那么就能诊断患者体内存在高胰岛素血症。

　　其次，要看患者体内有没有肿瘤。这种分泌胰岛素的肿瘤常位于胰脏，多为单发、良性，可以用 B 超、增强 CT 和其他特殊的核医学显像来寻找。它也可能是全身内分泌腺瘤中的一个组成部分，如果是全身内分泌腺瘤的组成部分之一，胰岛素瘤则可能为多发、复发性，寻找起来就比较费劲了。

发现了胰岛素瘤以后，因为它是身体里多余的部分，所以手术切除是治疗胰岛素瘤最重要的方法。

在手术治疗之前，应该注意避免低血糖引起的并发症。手术治疗之后，应注意观察血糖变化。一般而言，复发的可能不大。

　　马先生经 CT、MRCP、PET/CT 检查，显示已经存在远处转移，采取了姑息治疗的方式，仍然于 5 个月后去世。去世前，马先生对自己曾经不规律的生活方式深恶痛绝。表示：健康是无价的，赚多少钱都不能弥补健康缺失的损失。人都没有了，要钱有什么用？都送去医院了，自己还不舒服！一定要健康生活，远离烟酒等坏习惯啊！

小 TIPS：

我最关心的问题是：1. _____

2. _____

3. _____

我曾经的诊断：

我曾经的用药：

药　名	用　　法		疗　程
	片/次	次/天	
1.			
2.			
3.			
4.			
5.			
6.			
7.			
8.			
9.			
10.			

七
小 肠 肿 瘤

　　李先生，男，68岁。8个月前无明显诱因间断出现"沥青色"黑软便，渐无力、头晕并出现过一次晕厥。多地医院查血红蛋白（Hb）最低56克/升，为缺铁性贫血；多次查便潜血（OB）阳性；肝肾功能基本正常；血肿瘤标志物均阴性。2次胃镜检查：未见明显出血灶。1次结肠镜检查：未见明确出血灶。全消化道造影：未见明显异常。CT提示门脉肠系膜上静脉未见明显异常。考虑为小肠病变可能性大。

　　为进一步寻找便血及贫血原因入院。

171. 小肠在哪里?

　　医生：小肠是消化管道中最长的一部分，成人全长为5~6米，活体长度为2~3米。小肠上起幽门，下至右下腹通过回盲瓣与大肠相接，分为十二指肠、空肠和回肠。十二指肠在右中上腹深部，较固定，空肠和回肠则形成很多像圈圈一样的肠袢，位于中腹部。

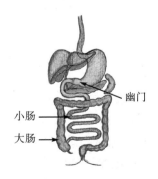

肚脐后方腹腔内脏器多数是小肠。

172. 小肠有什么作用?

医生：人体小肠的主要功能是食物的消化和吸收。

173. 您觉得我消化道出血是什么问题?

医生：您长期存在黑便史，有明确贫血，便潜血阳性，无其他部位出血的证据，需要考虑消化道出血。多次胃肠镜未发现异常，应该考虑存在消化道隐源性出血，也就是消化道比较隐蔽部位的出血。

1/4 这类出血存在于胃肠镜可以发现的部位，可能因为检查前准备欠佳或出血间断期所以未被发现，但更多的原因是小肠病变，不易被发现。

所以在没有进一步重复进行胃肠镜检查的情况下，我只能说您小肠存在病变的可能性比较大。

小肠病变恶性肿瘤的可能性比较小，但并不是说容易治疗，您要做好充分的思想准备，积极完善检查，找出病因，积极治疗。

174. 不明原因的消化道出血应该做什么检查?

医生：对于隐源性消化道出血，首先应该复查便潜血（OB）和胃肠镜。

如果便潜血显示消化道仍有出血，胃肠镜发现出血部位，则可确诊。

如果便潜血仍显示持续存在消化道出血，而重复胃肠镜检查没有发现明确出血部位，则更倾向于小肠病变。此时，我们一般推荐：①可以做 ^{99} 锝标记的红细胞的核素显像（^{99m}Tc-RBC）发现可能的出血灶（每分钟出血 0.01~0.05 毫升时可有阳性结果，相当于每天排黑便或柏油便的水平）；②还可以做 CT 小肠造影（小肠 CT 重建），了解小肠及其周围脏器形态及肠系膜血管是否存在异常；③必要时行胶囊内镜检查；④根据发现的小肠可疑病变，决定是否行小肠镜检查以及选择是经口还是经肛完成小肠镜检查；⑤出血量大时，可以酌情完成 CT 血管成像（CTA）或血管造影检查（相当于每天出血 500~1000 毫升）；⑥万不得已时还可以选择剖腹探查术。

如果便潜血阴性，也无黑便，提示目前消化道无明显出血。则可酌情完成上述胃肠镜-CT 小肠造影-胶囊内镜-小肠镜检查，但不必再行^{99m}锝标记的红细胞的核素显像（^{99m}Tc-RBC）检查了。

李先生多次查便潜血均（+）。胃镜：贫血胃黏膜相，黏膜未见明显出血灶及异常。胶囊内镜提示空肠末端至回肠上部分肠腔内存在较多咖啡样液体（陈旧性出血?），于回肠远端似可见一处血栓头样改变。考虑病变位于小肠，回肠可能性大。^{99m}Tc-RBC 胃肠出血部位测定发现右下腹相当于第 6 组小肠部位异常放射性浓聚区。考虑：右下腹小肠存在活动性出血可能。腹盆 CT+小肠重建：右下腹占位性病变，与小肠位置关系密切，GIST 可能性大。剖腹探查术中见距回盲部 280 厘米处小肠可见肠系膜来源直径 7 厘米多囊性富血供肿物，与系膜局部粘连，远端小肠肠腔内可见血性肠液。行小肠肿物局部切除-再吻合术。病理回报：（小肠）胃肠间质肿瘤伴出血（大小 6.5 厘米×6 厘米×5 厘米）；核分裂 2~4 个/50HPF，中高度复发风险；淋巴结未见转移瘤（肠周 0/7）。免疫组化结果显示：CD117（+），CD34（-），S-100（-），SMA（+），DOG-1（+），Desmin（-），Ki-67（2%）。

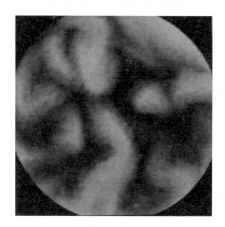

空肠内咖啡色物

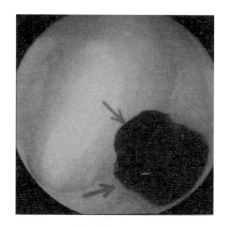

回肠内咖啡色血栓头样改变

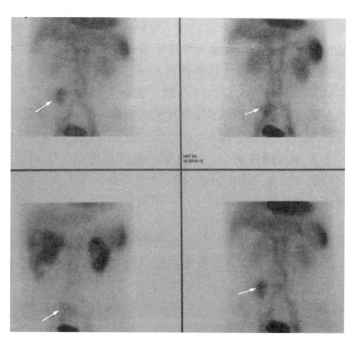

^{99m}Tc-RBC 胃肠出血部位测定

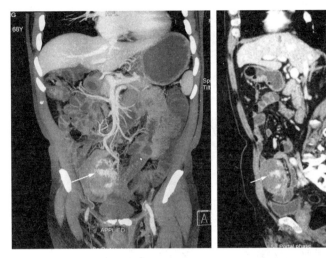

小肠 CT 重建——右下腹占位

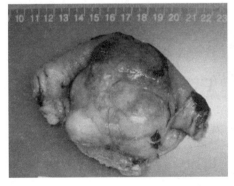

手术切除小肠及肿物

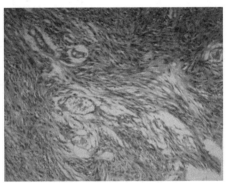

切除肿物病理，见较多梭形细胞

175. 我是得了小肠癌吗？

医生：不是的，您得的是小肠肿瘤的一种，是具有恶性可能性的间质瘤，不是腺癌。别看小肠很长，但发生肿瘤的机会比其他部位明显为小，特别是恶性肿瘤相对少，主要是良性肿瘤。

美国年龄矫正后小肠腺癌年发生率是 0.4/10 万人口，中位发病年龄是 67 岁。

内分泌肿瘤方面，近端小肠发生率占胃肠道内分泌肿瘤的 2.8%~3.9%，远端小肠为 23%~28%。

至于息肉病的发生率，也是十分低的。

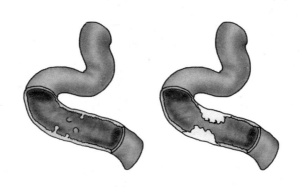

176. 小肠肿瘤都是出血的吗？

医生：您问得真好。小肠肿瘤和其他肿瘤一样，它的临床表现与肿瘤的大小及位置密切相关。

空回肠内的肿瘤，早期多没有什么特异症状，可能会有些脐周痛或肠鸣音略响；随着肿瘤生长，80% 会出现痉挛性腹痛，可能伴有恶心、呕吐、少量出血伴贫血、乏力、体重减轻、肠套叠以及间歇性肠梗阻等，偶尔有小肠癌穿孔的。大出血只占 8%，并不多见；但长期慢性失血导致的缺铁性贫血倒是在肿瘤早

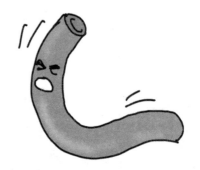

期就会出现了。常有贫血、腹胀、腹部包块等体征。

十二指肠肿瘤就不一样了，往往没有太明显的症状。一方面是十二指肠腔比其他小肠宽大，而且往往通过内镜可以方便地发现十二指肠病变。另一方面，近端十二指肠癌很少会引起肠梗阻，常见的是胆道梗阻、显性或隐性失血和腹痛。有些肿瘤没有什么症状，是做胃镜时偶然发现的。

177. 如果考虑小肠肿瘤，最好做哪些检查？

医生：当医生们考虑患者存在小肠肿瘤的时候，腹盆增强 CT 是检查的首选，最好能做小肠造影/重建，和您那样，可能一下子就定位明确了。

根据病变部位，还可以选择消化道内镜检查：①胃镜，可以观察到十二指肠降部；② 结肠镜，可以观察到回肠末端；③胶囊内镜和小肠镜，理论上可以观察到所有小肠腔（相关适应证参见第一部分第 16 问 ~ 第 20 问）。

若是因为消化道出血就诊，则参见第 174 问。

178. 小肠肿瘤会转移吗？

医生：这主要看病变的类型，良性肿瘤一般无转移。小肠癌的转移与结肠癌转移类似，也有种植、淋巴、血行转移。

179. 小肠肿瘤的治疗方法有哪些？

医生：多数小肠肿瘤较局限，特别是在空回肠的肿瘤，首选手术完整切除。内分泌肿瘤如果局限，都应行手术切除治疗，临床还会根据分泌不同的激素，有不同的对症支持治疗。淋巴瘤则以化疗为主，或者手术联合化疗。

此外，目前研究已证实，P-J 息肉综合征存在 19p13.3 上 LKB1（STK11）的突变，今后基因检测普及后，可以早期发现这样的患者，甚至将来进行基因治疗。

医生提醒：不同病变类型，有不同处理方式，具体可以咨询您的主管医生。

180. 小肠肿瘤不可以放疗吗？

医生：多数小肠移动性大，肿瘤不易定位，多不考虑放疗。十二指肠较固定，偶尔有行放射治疗的；但其周围有很多重要的实质脏器，放疗的副作用较大。

小肠肿瘤多数容易切除，手术应是首选。

181. 小肠肿瘤术后注意事项有哪些？

医生：十二指肠手术难度较大（类似 Whipple 术），术后恢复参见第六部分胰腺癌（第 161~163 问）。

空回肠肿瘤一般是行自肠系膜根部起始的病变小肠楔形切除并对端吻合，操作相对容易，并发症少见。术后注意合理作息，尽早下地活动（尽量减少腹腔粘连），清流食-流食-半流食-普食，早期一定要少量多餐，自少渣、易消化食物开始，渐渐增加饮食品种及量。

182. 胃肠道间质瘤是种什么疾病？

医生：胃肠道间质瘤（GIST）是一组起源于胃肠道间质干细胞的肿瘤，最常见的病变部位是胃，其次是小肠。诊断主要靠手术标本的病理学及免疫组织化学染色检查。

小肠间质瘤较少见，临床表现不特异，多为外生性，肿瘤小时无症状，较大时主要因肠梗阻、肠穿孔、消化道出血或大便习惯改变而被发现，巨大肿瘤可表现为腹部包块。

小肠间质瘤术前诊断较为困难，且消化道内镜检查往往不能得到活检材料，B超和CT检查虽然可以发现腹部包块，但对早期间质瘤诊断价值有限，最后确诊必须依赖病理及免疫组化结果。

完全切除的局限性小肠间质瘤分为良性、潜在恶性和恶性，与其病理组织中的形态学特征相关。

目前，GIST的治疗以手术与药物综合治疗为主。免疫组化检查若发现CD117（+）的间质瘤，无法切除时还可以服用格列卫治疗。

李先生术后恢复良好，未再发消化道出血。

小 TIPS：

我最关心的问题是： 1. _____

2. _____

3. _____

我曾经的诊断：

我曾经的用药：

药　　名	用　　法		疗　　程
	片/次	次/天	

1.

2.

3.

4.

5.

6.

7.

8.

9.

10.

八
结直肠肿瘤

赵先生，男，45岁，办公室职员，自称"肉食动物"，平素烟酒不断，30岁起发现痔疮。5年前排便偶有不畅，时干时稀，未在意。1个月前，"痔疮"时有发作，便后有些鲜血，"不饮酒会好些"。1周前有过1次便中血块样物，否认明显腹痛、发热等不适，有时有点没力气。

来院就诊。

183. 便血了，是不是得癌了？

医生：您好！您先别紧张，便血的原因很多，当然可能是不好的病，但是严重的、有并发症的痔疮也是可以引起便血的，我们首先应该明确您的排便出血，我们称之为下消化道出血，是否是痔疮引起的。然后再谈治疗。

对医生来说，认真详细地了解病史，认真仔细地进行体格检查，认真合理地开具辅助检查，并综合分析得出准确的诊断十分重要，诊断明确后才能合理有效地开展治疗。

184. 排便、便秘、排便习惯、便中带血还是便后带血、大便与血是否混合？

赵先生：过去每天排便 1 次，挺好的，没有便秘。5 年前时不时有稀便，大便次数比过去多了，最明显的就是喝酒以后，有时一喝完就大便，便完也就好了，没什么感觉。

上个月开始发现大便之后有点血，应该是红的，卫生纸上也有红色。我老坐着，有痔疮，就认为是痔疮出血，没怎么想。但好像每天都有，上礼拜还有过 1 次便里头有血块的样子，血和大便混不混合我不清楚。

同事说我可能有癌了，医生，您说是不是啊？

医生提醒：排便习惯改变，包括便秘、便中带血、便后带血需引起重视，并早到医院做进一步检查。

185. 可以明确是否存在痔疮以及其严重程度的简单检查是什么？

医生：痔疮属肛周静脉血管团，我们有一个简单的检查手段——肛门指检及肛门镜检查，就可以明确是否存在痔疮以及其严重程度。

患者一般左侧卧位（尚有截石位、胸膝位——往往趴在床旁完成、蹲位和右侧卧位等），略屈膝，医生用戴着手套的示指螺旋形进指，首先观察肛门口看是否存在外痔，再次进指观察肛乳头以了解内痔情况，通过目

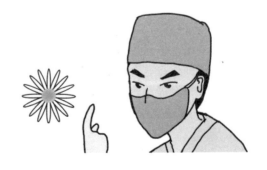

测及触诊可以了解患者痔疮的数目及严重程度。然后医生会继续进指至指根，360°了解所及直肠壁的情况，在所及范围内了解是否存在新生物，并了解直肠前壁前列腺（男性）和子宫双附件（女性）相关的情况。如果触及异常病变，需详细描述其所在部位、大小、质地、活动度，退指时指套是否有染血。肛门镜检查可观察内痔的情况。

肛门检查对肛门直肠病变而言，是一项十分重要的体格检查，很多远端直肠及肛周病变，肛门检查就基本可以确诊了。

您有便血，虽然您不能详细描述粪便的情况，我怀疑您的病变部位较低。结直肠病变中，直肠和乙状结肠部位病变较多，尤其是直肠，所以我首先需要对您进行肛门检查，请您理解并配合。

赵先生：没问题，医生，您为我查病，我肯定配合。

186. 结直肠在哪儿？如何判断病变与肛门距离？

医生：结直肠在人体的位置基本如下图，是一个顺时针方向蠕动的宽大的管腔脏器。自右向上、向左、向下分别为升结肠、横结肠、降结肠和乙状结肠，然后是直肠、肛门。

其中，右半结肠肠腔较粗大，左半结肠肠腔较狭窄，乙状结肠末端最细。所以右半结肠癌的特点是腹痛、慢性失血、贫血、乏力、发热、腹部包块等，全身症状较明显，粪便潜血阳性，或黑便，或明显的便、血相混。而左半结肠癌则容易出现便血、腹泻、便秘和肠梗阻，有些左半结肠癌的患者就是因肠梗阻

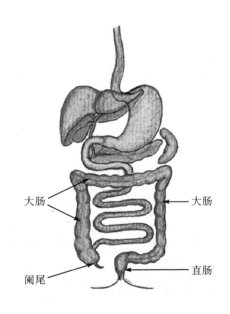

大肠　　　　　　大肠

阑尾　　　　　　直肠

来看病而首次被发现。

痔疮出血主要为便后鲜血、滴血、卫生纸见鲜血；而肿瘤的患者，即便是直肠癌患者，也往往便、血相混。所以粪便与血的关系对医生的鉴别诊断十分重要。如果您记不清楚了，我们只好主要以检查来辅助诊断了。

一般而言，如果排便次数少，血量较多，色偏红，则病变部位偏低；反之，则病变部位偏高，甚至可能是小肠出血，当然，那时的临床症状可能会重些，甚至出现出血性休克。

您排便次数不多，可以见到便后或便中有鲜血，病变部位应该比较偏低，属于结直肠范围，肛门检查如果阴性，结肠镜检查应该是首选。

赵先生行了肛门检查，证实有混合痔（内外痔），但并不严重，手指所及直肠壁无明显阳性发现，但是指套确实有一点点粉色。考虑肠道确实存在出血病灶。结直肠癌不能除外！

187. 下消化道出血需做哪些检查？

医生：排除痔疮以外，结直肠病变的检查主要有粪便潜血试验等实验室检查、内镜（包括全结肠镜和乙状结肠镜）以及部分影像学检查。

（1）实验室检查有以下方面。

1）粪便潜血试验：对提示肠道病变十分重要，但阳性仅提示需进一步检查，并非确诊手段。上消化道病变、口腔疾病、鼻出血、咯血，甚至进食鸡鸭血汤都有可能检测到便潜血阳性，所以对检查结果一定要联合判断，仔细推敲。

2）粪便 DNA 和转铁蛋白检测：对诊断结直肠肿瘤的意义有限，暂不建议用于人群筛查。

3）血常规：能初步评估全身一般情况，是否存在贫血，但无特异性。

4）CEA 和 CA125、CA19-9 等传统肿瘤抗原标志物血清学检测操作简便，但敏感度和特异度有待提高。

5）结直肠癌方面新开发的检测项目：如分析外周血端粒酶活性、检测 hTERT mRNA 和某些 miRNA 等分子生物学检查，操作较复杂，临床应用价值仍需进一步评价。

（2）影像学检查有以下方面。

1）结肠镜配合病理检查：是确诊结直肠肿瘤的标准方法。对无明显结肠镜检查禁忌证的患者，应充分准备肠道、退镜时仔细观察，往往可以发现或早期发现结直肠病变，提高肿瘤检出率。目前随着共聚焦激光内镜、窄带内镜、放大内镜和色素内镜等技术的发展，更有助于提高内镜下扁平腺瘤的识别率，利于结直肠癌的早期诊断。

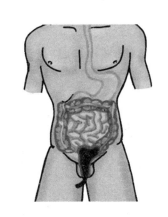

结肠镜在大肠中的走行

2）气钡灌肠双重对比造影和 CT 结肠成像（CTC）：均属无创性检查，对不能耐受结肠镜检查者有独到优势，但在诊断结直肠肿瘤的价值上不及内镜，特别是早期诊断价值有限。

所以，就您目前情况，我会请您尽快完善血常规、粪便常规及潜血试验、肝肾功能（肝肾功能异常患者也可造成消化道出血）、CEA 等肿瘤标志物检查，特别是结肠镜检查。

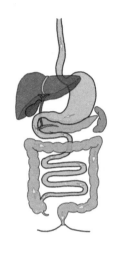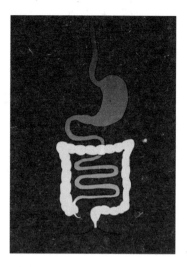

阑尾肠观察 大肠和阑尾

188. 为什么说吃鸡鸭血汤后粪便中会有"血"?

医生:这牵涉到检测方法问题。

目前常用的检测粪便潜血的试剂有愈创木酯法检测试剂、联苯胺显色试剂、金标法免疫试剂、定量抗体免疫检测试剂等,对应的就是相应的检测方法。

其中愈创木酯法对粪便潜血的属种特异性不强,无法区分是饮食造成的粪便潜血还是人体病变造成的粪便潜血,但较便宜,使用范围较广。所以如果是这种方法检测粪便潜血的话,应该首先素食3天,然后进行检测。免疫法粪便隐血试剂优于一般化学法粪便隐血试剂。北京协和医院检验科使用免疫法检测,较为准确。

粪便潜血试验是目前应用最广泛的筛查方法之一,诊断敏感性为35.6%~79.4%。我们建议无论筛查还是病变检测,至少应该检测2次。

　　赵先生完成了相关检查，发现确实存在轻度贫血（血红蛋白109 克/升）；粪便中可见红细胞，潜血试验阳性；CEA11.3 毫克/升（正常<5 毫克/升）；肝肾功能无异常。结肠镜检查发现乙状结肠肿物，触之易出血，活检提示高分化腺癌；该肿物前后均可见大息肉；息肉活检病理：绒毛腺管状腺瘤。

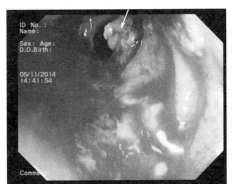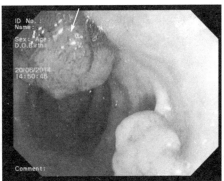

结肠镜检查

189. 我是结肠癌！为什么我之前没有异常感觉？

　　医生：结直肠癌的早期可以没有任何症状，随肿瘤进展可有排便习惯改变、便血、血便、腹部包块、肠梗阻、贫血、消瘦及转移灶相关症状等。

　　早期的结直肠肿瘤也均无明显体征，如果肿瘤较大，有时可于腹部触诊发现质偏硬、活动欠佳的包块，可有轻度触痛。直肠近肛门口肿物可于肛门检查时触到异常肿物，质硬或软。晚期可有全身并发症如贫血、转移灶相关的一些体征。

您若没有特别感觉，可能还在早期，也许可以手术治疗。

190. 结肠癌都能手术吗？

医生：不要紧张，我们已经确诊了您的病变。结直肠癌首选的治疗还是手术切除，此外还有一般营养支持治疗、无法手术者的放化疗、生物治疗等综合治疗。故治疗前综合评估您的情况十分重要。

首先是判断您的乙状结肠癌是否转移播散了，其次评估您的一般情况，再决定您是否适合手术治疗。

定位检查上我们首选增强 CT（有条件的医院可以加做三维重建以了解病变与周围脏器的关系），您若有（经济）条件，还可加做 PET/CT 检查，了解肿瘤播散情况。

　　赵先生完成了增强 CT 检查，发现没有远处转移。于是转到普通外科经腹腔镜下完成了乙状结肠癌的切除，术后病理与结肠镜、CT 检查相同。

　　情绪略稳定后的赵先生，对结直肠癌相关情况更加感兴趣了。

191. 人体内的结直肠有什么作用？

医生：我们的结肠主要有传输和贮存食物残渣及提供微菌群的生长环境等作用，亦有部分细菌参与消化功能及水分和电解质（Na^+、Cl^-）及部分脂肪水解产物、药物等的吸收功能。其中右（升）结肠的吸收能力最大，其后依次为横结肠和降结肠。

直肠主要是储存粪便并排便，对部分水、盐、葡萄糖及药物有吸收功能及黏液分泌（便于排便）功能。

192. 结直肠肿瘤是否等同于结肠癌?

医生：还真不是。常见的结直肠肿瘤主要包括结直肠癌和结直肠腺瘤。结肠癌只是结直肠肿瘤中恶性肿瘤的一种。

193. 我国患结直肠肿瘤的人多吗?

医生：结直肠癌（CRC）是我国常见的恶性肿瘤之一，每年约有 10 万新发病例，是我国发病率居第三、死亡率第五的恶性肿瘤，目前，我国大肠癌的发病率随国人生活水平的不断提高和饮食习惯的不断西化，呈上升趋势。

2007 年全国肿瘤登记地区 CRC 发病率（粗率）比 2003 年升高，男性由 25.6/10 万升至 32.5/10 万，女性由 22.7/10 万升至 26.7/10 万。CRC 死亡率也明显升高了，男性由 12.3/10 万升至 15.6/10 万，女性由 11.1/10 万升至 12.7/10 万。尤其大城市增幅更快，2006 年上海市结直肠癌粗发病率已达 53.92/10 万，接近第 1 位的肺癌（60.06/10 万）。杭州市江干区 2007 年结直肠癌粗发病率达 64.77/10 万（标化发病率为 40.8/10 万），已接近甚至超过欧美国家水平。

国内多中心回顾性研究证实，20 年来我国城市居民因腹部症状而行全结肠镜检查者的 157 943 名患者中，进展性腺瘤的检出率呈明显上升趋势（$P<0.01$），较前增长了 1.88 倍；同期 CRC 检出率虽有所增长，但仅较前增长了 66%。有研究报道，大于 50 岁者的腺瘤发生率明显增加。

医生提醒：结直肠腺瘤是结直肠癌最主要的癌前疾病。

194. 结直肠腺瘤是什么？都会变癌吗？

医生：结直肠腺瘤是结直肠息肉的一种。结直肠息肉分为肿瘤性息肉和非肿瘤性息肉。

肿瘤性息肉为腺瘤，属上皮内瘤变范畴。包括早期腺瘤（畸形隐窝灶）、传统腺瘤（管状腺瘤、绒毛状腺瘤、管状绒毛状腺瘤）、锯齿状腺瘤（传统锯齿状腺瘤、广基锯齿状腺瘤、混合性增生性息肉/锯齿状腺瘤）和杵状-微腺管腺瘤等。

非肿瘤性息肉包括增生性息肉、错构瘤性息肉（幼年性息肉和黑色素斑-胃肠多发息肉综合征即 Peutz-Jeghers 综合征）、炎性息肉、淋巴性息肉和黏膜脱垂性息肉（肛管）等。

肿瘤性息肉容易癌变，特别是进展性腺瘤或称高危腺瘤，如锯齿状腺瘤，发生 CRC 的危险性较高。传统腺瘤里绒毛状腺瘤的恶变率最高，管状腺瘤的恶变率最低。确诊分类都要靠病理。而非肿瘤性息肉若存在结肠息肉病者，也容易癌变。

195. 什么是进展期腺瘤？

医生：我们认为具备以下 3 项条件之一者即为进展性腺瘤：①息肉病变直径≥10 毫米；②绒毛状腺瘤或混合性腺瘤中绒毛样结构>25%；③伴高级别上皮内瘤变者。确诊需结合病理检查。

196. 什么是结肠息肉病？

医生：当肠道息肉数目达 100 个以上者为肠道息肉病，包括家族性腺瘤性息肉病（FAP）、锯齿状息肉病、Peutz-Jeghers 综合征、幼年性息肉病综合征、Cowden 综合征、Cronkhite-Canada 综合征、炎性息肉病、淋巴性息肉病等。

197. 结直肠肿瘤有哪些筛查方法?

医生：专业点说主要有两种方式的筛查：无症状人群筛查和伺机性筛查。

人群筛查也称自然人群筛查或无症状人群筛查，是通过标准化方法、以人群为基础的筛查。多数由国家相关部门或组织出面，以各种手段促使符合筛查条件的全部人群（或社区、单位），在某一规定、较短时间内参与筛查。这种筛查的目的是检出早期癌，以提高疗效；更重要的是通过筛查发现癌前疾病。经适当干预，降低人群发病率，起到预防结直肠癌发生的作用。

无症状人群筛查即对全社区或自然居住地内，符合筛查条件的所有个体进行结直肠癌筛查，已被证明是行之有效的结直肠癌早诊途径。首先以问卷调查和粪便潜血试验遴选出结直肠癌高危人群，然后对高危者行全结肠镜检查。

伺机性筛查也称机会性筛查、个体筛查、个案筛查，可以是受检者主动就医，也可以是医生根据受检者的危险水平决定筛查方式和策略，是基于日常医疗工作的有症状人群筛查（到门诊就诊的所有患者和无症状健康体检者）。具体方法与无症状人群筛查程序相同。

医生提醒：我国人口众多，医疗资源相对不足，伺机性筛查较为合理。

198. 中国结直肠癌诊治共识意见推荐的结直肠肿瘤伺机性筛查流程是怎样的?

医生:目前国家制订了一系列"指南"或"共识意见",指导癌变的筛查,期望早期发现早期治疗,最大限度提高患者的 5 年生存率。它推荐的结直肠肿瘤伺机性筛查流程见下图。

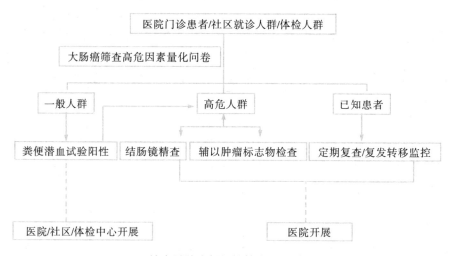

结直肠肿瘤伺机性筛查流程图

所有结肠镜检查对象必须建档。

199. 哪些人是结直肠肿瘤的高危人群?

医生:我们认为符合下列任一条者,即为结直肠癌高危人群:①粪便潜血试验阳性;②一级亲属有结直肠癌史;③本人有肠道腺瘤史;④本人有癌症史;⑤符合下列 6 项中任意 2 项者:慢性腹泻、慢性便秘、黏液血便、慢性阑尾炎或阑尾切除史、慢性胆囊炎或胆囊切除史、长期精神压抑者。

通俗点讲，结直肠癌的病因较复杂，与生活方式密切相关，是多种内外因素相互作用的结果。

相关的危险因素包括以下方面。

（1）饮食因素：过多摄入高热量的动物脂肪和动物蛋白、腌制、烟熏及油炸类食品，缺乏蔬菜及纤维食品。

（2）体力活动：长期处于坐位静止状态工作，缺乏适度的体力活动，会影响肠蠕动。

（3）遗传因素：至少15%的结直肠癌患者有遗传倾向。

（4）疾病因素：肠道慢性炎症、长期便秘、肠道息肉、腺瘤等。

（5）其他因素：肥胖、吸烟、精神创伤等。

所以，有上述危险因素的人群都可以算是结直肠肿瘤的高危人群。

200. 哪些人群适合进行结直肠肿瘤筛查？

医生：根据我国"共识意见"结合国际筛查指南和国人平均生存年龄，确定我国无症状人群的筛查对象为50~74岁人群。伺机性筛查年龄不限。

我国"共识意见"同时建议：筛查间隔时间为3年，筛查重点是"高危人群"和粪便潜血试验（FOBT）阳性者。

对结直肠癌高危人群应予全结肠镜检查，检查发现的所有息肉样病变应取活检行病理学诊断。诊断为腺瘤、结直肠癌、伴高级别上皮内瘤变的其他病变者，应及时治疗。必要时可行肿瘤标志物检测和（或）遗传学检查。

有以下六项之一者可作为伺机性筛查高危个体：①有消化道症状，如便血、黏液便和腹痛者；不明原因的贫血或体质量下降；②有结直肠癌病史者；③有结直肠癌前疾病者如结直肠腺瘤、溃疡性结肠炎（UC）、克罗恩病（CD）、血吸虫病等；④有结直肠癌家族史的直系亲属；⑤有结直肠息肉家族史的直系亲属；⑥有盆腔放疗史者。

201. 什么是其他家族性结直肠癌？

医生：专业指南上还有其他家族性结直肠癌的筛查，指的是结直肠癌或结直肠腺瘤患者家族中还有其他亲属（1个以上一级亲属，或 2 个以上二级亲属）患有结直肠癌或相关肿瘤。但不符合目前已定义的任何遗传性结直肠癌的临床诊断标准，则称为"其他家族性结直肠癌"。

应该根据患病年龄决定筛查方式：

（1）一级亲属罹患结直肠癌时年龄为 50~60 岁：从 40 岁开始行结肠镜检查，每 3 年 1 次。

（2）1 例一级亲属罹患结直肠癌时年龄<50 岁，或 2 例以上一级亲属罹患结直肠癌：无论年龄，从 40 岁或低于年龄最小患者 10 岁开始行结肠镜检查，根据家族史情况，每 3~5 年 1 次。

（3）1 例一级亲属罹患结直肠癌时年龄≥60 岁，或 2 例以上二级亲属罹患结直肠癌：无论年龄，从 50 岁开始行结肠镜检查，每 5 年 1 次。

这些比较复杂，您就可以不必了解那么细致了。

202. 医生，您还能再举几个筛查的方案吗？

医生：好啊。给您介绍常见的两个吧。

（1）Peutz-Jeghers 综合征的筛查，包括确诊先证者、前瞻性筛查。

1）确诊先证者：建议所有 Peutz-Jeghers 综合征息肉携带者或典型口腔黏膜色素沉着者都行分子遗传学检测。

2）筛查：对有家族史的无症状成人，需行分子遗传学检测。

3）监测方法：①胃，做上消化道内镜检查，从 8 岁开始，每 2~3 年 1 次；②小肠，行内镜或影像学检查，从 8 岁开始，每 2~3 年 1 次；③结直肠，行全结肠镜检查，从 18 岁开始，每 2~3 年 1 次。

（2）幼年性息肉病综合征的筛查（需针对不同部位进行）。

1）结肠：做结肠镜检查，15 岁以前开始。如发现息肉，每年 1 次；如未发现息肉，则每 2~3 年 1 次。

2）胃：做上消化道内镜检查，15 岁以前开始。如发现息肉，每年 1 次；如未发现息肉，则每 2~3 年 1 次。

（3）还有一类疾病叫炎症性肠病（IBD），IBD 也是结直肠癌发生的高危因素，其中溃疡性结肠炎（UC）癌变的高危因素主要包括全结肠病变和病程超过 10 年。对此类患者更应重视全结肠镜筛查。粪便脱落细胞检查对尽早发现 IBD 的恶变可能有一定帮助，正在探索中。

203. 您理解的结直肠癌具体指哪类疾病？

医生：医生眼里的结直肠癌（CRC），是指发生于黏膜上皮的恶性肿瘤，包括原位癌、浸润癌和转移癌，是结肠癌和直肠癌的总称，其中直肠癌较常见，约占 60%。

最新的世界卫生组织（WHO）定义，CRC 是指穿透黏膜肌层且浸润至黏膜下层及其以下的结直肠上皮性肿瘤。强调了 CRC 诊断的解剖学证据。

尽管形态学上明确为恶性，但如尚未突破黏膜肌层则不能采用"癌"，或应避免使用诸如"癌"一类的术语，可用"高级别上皮内肿瘤"的术语。目前我国尚未完全使用。

204. 结直肠肿瘤治疗方法有哪些？

医生：结直肠癌的治疗主要依据临床分期的多学科治疗，目前治疗手段主要包括手术、放疗、化疗等。

如早期的直肠癌，单纯手术治疗即可获得满意的效果，术后无需放化疗；如果直肠肿瘤距离肛门较近，单纯手术无法保留肛门，可以行保留肛门的手术+术后放疗，这可以在保留肛门的同时，获得与根治性手术相同的疗效。

局部晚期是指肿瘤侵犯到直肠外或有淋巴结转移，但还没有发生其他地方转移的患者，单纯手术有很高的复发和转移概率，需手术同放化疗配合，以期降低直肠癌的复发率，延长生存时间。

对病灶本身可切除，但由于年龄、基础疾病等原因不能手术的患者，根治性放疗也可获得良好的效果。而对有远处转移的Ⅳ期直肠癌，也可通过原发部位或转移部位的放疗延缓疾病发展。

205. 结直肠肿瘤的临床分期是怎样的？

医生：这个比较专业，我们一般要综合评估肿瘤（T）、淋巴结（N）和转移（M）三方面（略）。

206. 早期结直肠癌（CRC）是什么概念？

医生：早期 CRC 指癌组织仅浸润黏膜和黏膜下，其预后明显好于进展期癌。但浸润至黏膜下的 CRC 可能有 5%～10%已有局部淋巴结转移，在 TNM 分级中有的已属Ⅱ、Ⅲ期病变，其远期存活率远低于黏膜内癌。

其中局限于黏膜层者为黏膜内癌（包括原位癌），仅限于黏膜下层但未侵及肌层者为黏膜下层癌，可以采用内镜下微创治疗。

207. 哪些早期结直肠癌（CRC）及结直肠腺瘤（CRA）可以进行内镜下治疗？

医生：早期 CRC 的内镜下治疗适应证包括如下，①浸润深度局限于黏膜层的黏膜内癌；②浸润深度局限于黏膜下浅层（sm1）的黏膜下层癌。黏膜内癌几乎无淋巴结和血管转移，是内镜下治疗的绝对适应证。

这类疾病的黏膜下层癌发生淋巴管转移的概率仅为 3.2%，是内镜下治疗的相对适应证；但须对切除标本行严格的组织病理学评估，以判定是否存在淋巴管和脉管浸润以及是否需追加手术治疗。

某些全身性疾病或妊娠期为早期 CRC 内镜下治疗的禁忌证，其他全身性疾病导致内镜禁忌证也不适合进行内镜下早期结直肠癌切除。

208. 早期结直肠癌（CRC）及结直肠腺瘤（CRA）内镜下手术方式有哪些？

医生：目前内镜下治疗早期 CRC 的方法有高频电圈套法息肉切除术、热活检钳摘除术、内镜下黏膜切除术、内镜下分片黏膜切除术和内镜下黏膜下剥离术等。早期直肠癌和直肠腺瘤还可以做经肛门内镜微创手术（TEM）。

209. 结直肠肿瘤内镜下手术后如何监测与随访？

医生：内镜下摘除 CRA 尤其是进展性腺瘤，可一定程度上预防 CRC 的发生，但 CRA 有明显的再发倾向。筛查和临床随访中，要重视间歇期 CRC 的发生和诊断。

210. 结直肠癌外科手术方式有哪些？如何选择？

医生：您可真要当半个医生了。外科进行 CRC 处理方式主要有以下几种。

（1）局部切除术：指肿瘤所在区域的部分肠壁切除，适用于低复发危险（如肿瘤高、中分化，瘤体小，活动度大）的早期结直肠癌（$T_1N_0M_0$ 期）。基本要求为：①切除肠壁的全层；②切缘距肿瘤边缘不应<1 厘米。传统的直肠癌局部切除术包括：经肛门切除术、经骶部切除术（Kraske 术）和经肛门括约肌路径手术（Mason 术）。而经肛门内镜微创手术（TEM）是一种治疗直肠肿瘤相对较新的，经内镜即能完成切除、止血、缝合等系列操作的微创外科技术。其兼备内镜、腹腔镜和显微手术的优点，微创、显露良好、切除精确，能切除较高部位的直肠肿瘤，并能获取高质量的肿瘤标本用于准确的病理分期。

（2）右半结肠切除术

1）适应证：进展期的盲肠癌、升结肠癌、结肠肝曲部癌。

2）切除范围：切除盲肠、升结肠和右 1/2 的横结肠以及距回盲部 15 厘米长的回肠。应在根部切断回结肠血管和右结肠血管，并在结肠中动脉右支根部和胃结肠共干的结肠支根部切断。切除与横结肠相连的相应的大网膜。

（3）横结肠癌根治术

1）适应证：进展期的横结肠癌。

2）切除范围：全部横结肠包括结肠肝曲部和脾曲部，必要时延长至升结肠和降结肠上部。从根部切断结肠中血管以及右结肠和左结肠的升支淋巴结。在胃侧切除所有大网膜，必要时清除幽门下淋巴结。

（4）左半结肠切除术

1）适应证：进展期降结肠癌、降结肠和乙状结肠交界处癌。

2）切除范围：横结肠的左 1/3、降结肠和乙状结肠的上 2/3。要在根部切断结肠中动脉的左支、左结肠动脉和乙状结肠动脉，清除肠系膜下血管周的淋巴结。切除上 2/3 的乙状结肠系膜和左 1/3 的横结肠系膜以及大网膜。

（5）乙状结肠癌根治术

1）适应证：进展期的乙状结肠癌。

2）切除范围：切除距肿瘤边缘两侧各 10 厘米以上的肠管。在根部切断肠系膜下血管，清除乙状结肠淋巴结、直肠上淋巴结和左结肠降支淋巴结。完整切除乙状结肠系膜。

（6）直肠癌根治术 A（腹会阴联合直肠癌切除术或称 Miles 术）

1）适应证：肿瘤下缘距肛缘在 5～6 厘米以内的进展期直肠癌和（或）直肠肛管癌。

2）切除范围：切除全部直肠、肛管以及肿瘤上缘 15 厘米长的肠管，做人工肛门。在根部切断肠系膜下血管，切除乙状结肠上两支血管以下所有的乙状结肠系膜，切除大部盆腔后壁腹膜包括所有直肠系膜。切除肛门及一定范围内的肛周皮肤，于根部切断直肠上动脉，清除坐骨直肠窝内的淋巴脂肪组织。必要时行侧方淋巴结清扫。

（7）直肠癌根治术 B（经腹直肠癌切除术或直肠前切除术或 Dixon 术）

1）适应证：肿瘤下缘距肛门在 6 厘米以上的进展期直肠癌。

2）切除范围：切除肿瘤和肿瘤近侧 15 厘米长的直肠和乙状结肠以及肿瘤远侧 2~3 厘米的直肠。切除全部直肠系膜或至少切除距肿瘤远侧 5 厘米以内的直肠系膜。从根部切断肠系膜下血管，清除所有乙状结肠淋巴结和直肠旁及直肠上淋巴结。切除大部乙状结肠系膜和直肠两侧 3 厘米以上的盆腔腹膜。超低位前切除时可能需行侧方淋巴结清扫。

211. 腹腔镜下切除结肠癌是新技术吗？效果如何？

医生：腹腔镜手术的历史并不是很长，最早主要运用于普通外科进行胆囊切除，随后逐渐再尝试进行其他的切除术。以前腹腔镜手术只是运用在普通外科治疗一些良性的疾病，自从 1995 年以后才逐渐开始了治疗恶性肿瘤的研究，如子宫内膜癌、食管癌、胃癌、结肠癌等。

结肠癌最早的腹腔镜手术是美国在 1991 年进行的。目前由于技术的逐步完善，这项技术已经日臻成熟。随着医生经验的不断积累以及各种新器械的应用，腹腔镜结直肠手术进入了一个新的发展阶段，逐渐得到推广和普及。

其实，腹腔镜手术并不改变传统根治手术的方式，肿瘤根治仍然沿用在血管根部离断，切除肿瘤两端足够长度的肠管，切除相应的结直肠系膜并清扫淋巴脂肪组织。远期预后与常规手术类似。

结直肠癌腹腔镜手术与传统的开腹手术相比，术后患者疼痛轻，恢复快，并发症少，住院时间短，效果满意。其优越性还包括：①图像非常清晰；②有放大作用；③可以看到眼睛看不到的部位，如直肠手术进行盆腔和骶前部位手术时可以看得很清楚。原则上来说结直肠肿瘤都可以运用腹腔镜手术进行治疗，但是有些情况目前来说手术是比较困难的，如肿瘤非常大（7 厘米以上），切口可能就相对要大，或者有些肠梗阻的患者、反复手术史、晚期或周围组织粘连很厉害、病理性肥胖（甚至达到 200 公斤）等。

212. 直肠癌切除都不能保留肛门吗？什么样的直肠癌患者可以行保肛术？

医生：直肠癌患者在手术效果日益提高的同时，越来越重视术后生活质量。由于各国学者的不懈努力，保留肛门括约肌的手术目前已成为直肠癌的首选术式。

Goliger 指出，75%以上的直肠癌都能行保肛手术。对于癌肿下缘位于腹膜返折以上的直肠中、上段癌行保肛手术目前已无不同意见。对于下缘位于腹膜返折以下的直肠下段癌是否行保肛手术，意见尚有分歧。多数学者认为，一部分直肠下段癌患者也能行保肛手术。

直肠下段癌行保肛手术方法五花八门，但最基本和主要的方式还是双吻合器超低位直肠前切除术（即 Dixon 术），还有就是一些极限的保肛方法，比如经腹直肠癌切除经肛门结肠肛管吻合术（即 Parks 术）等。双吻合器超低位直肠前切除术是将癌肿彻底切除后，肛门直肠环上必须保留1厘米以上的肠管，才有可能顺利地采用闭合器闭合直肠残端，如果不足1厘米，就无法用器械行结肠直肠吻合，不得已可选择 Parks 术。

医生提醒：外科手术名称，很难用通俗的话说明，读者朋友对这些专业术语不必在意，如有兴趣，可以请教医生或查专业书。

213. 哪些结直肠癌患者需要做肠造口手术？肠造口后该如何护理？

医生：如果由于种种原因不能将切除的肠管连接起来，医生就会进行结肠造口手术，将肠的一端放在腹部之外，腹部的开口则称为人工肠造口。

　　人工肠造口用一个小袋子覆盖，以收集大便。结肠造口手术可以是暂时性的，一般在第一次手术 3~6 个月后，再进行另一项将肠重新缝合起来的手术，即造口还纳术。但是如果没有可能进行这项手术，结肠造口就成为永久性的。不过只有少数结直肠癌的患者需要进行永久性结肠造口手术。

　　还有另外一种手术叫"回肠造口术"，这个手术将一小段的回肠放在腹部之外。和结肠造口术一样，大便也是由覆盖在造口外的小袋子收集。这个手术对多数患结直肠癌的人来说，只是暂时性的手术。

　　接受肠造口手术的患者如果护理得当，可以照样像正常人一样工作和生活，千万不要有过多的心理负担。手术后的前几天，护士会料理患者的肠造口，确保造口袋经常保持干净。初期，造口会有点肿胀，可能要过几周，才能恢复正常。逐渐康复后，护士就会指导患者如何清理造口和更换造口袋。

　　市面上有好几种不同的造口袋，护士会告诉患者如何选购最适合的一种。当然学习照料肠造口，需要时间和耐心，还要有一段时间进行生理和心理的适应，正像接触任何新事物一样，熟能生巧。必要时可以寻求专业造口师的指导和帮助。

214. 结直肠癌外科术后应注意哪些事项？

　　医生：手术之后，医护人员鼓励尽快开始走动，这对康复非常重要。即使患者必须躺卧，也要经常保持腿部移动和深呼吸的练习。

　　在恢复饮食前，将采用静脉注射，以补充体内需要的液体和营养，直到患者能够吃喝为止。医生也会为患者插入一条鼻胃管，这条细管通过鼻，进入患者的胃或小肠，以排走不必要的液体，使其感到比较舒服。这条管通常会在手术后 48 小时后移走。

　　医生也会把一根细管插入患者的膀胱，把尿液排入一个收集袋，免得患者下床上厕所。通常在几天后就移除尿管。伤口处也会放置一条引流管，确保伤口正常的痊愈。

在手术前和手术后，医生也许会给患者静脉注射或滴注抗生素；防止感染。医生也会要求患者穿长袜和服用肝素，这能帮助预防血液凝结。

麻醉过后，肠道的蠕动会减慢，这个时候，患者不能饮用任何饮品，直至肠道恢复正常活动为止。通常在手术3天后，可以开始啜饮小量凉白开，然后逐渐增加饮水量。四五天后，患者可以慢慢地开始进食清淡的食物。

手术后几天，患者可能会感到有些疼痛或不适，现在有多种不同种类的镇痛药，都非常有效。如疼痛持续，要尽快让医护人员指导，以便转换另一种镇痛药。肠道手术后，若坐下较长时间，可能会感到不舒服，但是伤口逐渐复原后，这个现象就会逐渐消失。一般在手术后10~14天，伤口愈合良好就可以拆线。在离开医院以前，医生会与患者讨论返回医院复查事宜。

另外，虽然外科手术是治疗结直肠癌的主要方法，但是现在也可同时使用化学治疗或放射治疗。治疗的方法取决于肿瘤的分期（包括位置、大小和是否扩散等），也取决于各种检验的结果和外科手术时的发现。

215. 术后定期结肠镜随访，在时间上有什么要求？

医生：结直肠肿瘤摘除或手术后的随访间期因病变不同而异。①进展性腺瘤患者应在3~6个月后再次行结肠镜检查；结直肠癌患者手术后应在1年内再次行结肠镜检查；其他息肉患者应在1~3年后再次行全结肠镜检查；②腺瘤性息肉病行外科保肛手术者，每12个月随访1次，行结肠镜检查，重点检查直肠残端。详见下表。

早期结直肠癌内镜下治疗后第1年的第3、6、12个月定期行全结肠镜随访。无残留或再发者，此后每年随访1次；有残留或再发者，追加外科手术切除，每3个月随访1次（包括血清肿瘤学标志物、粪便隐血试验等），病变完全切除后每年复查1次结肠镜。

分次切除的早期结直肠癌或癌前病变，有再发和残留可能。大部分再发或残留病变多发生于第1年内。

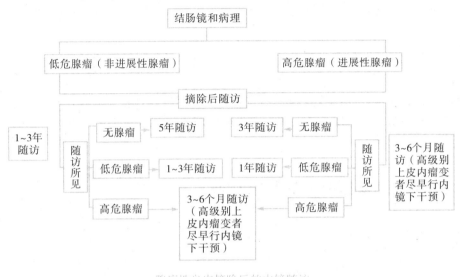

腺瘤性息肉摘除后的内镜随访

216. 直肠癌放疗是术前做还是术后做？

医生：局部晚期的患者，手术后要行辅助放化疗，但近年来新辅助放化疗即先放化疗再手术已经获得广泛认可。相比术后放疗，术前放疗有如下好处。

（1）由于盆腔未行手术，无手术瘢痕形成，肿瘤细胞的氧合好，而肿瘤在氧合好的情况下对射线更敏感，可以提高放疗的效果。

（2）手术后部分小肠会进入盆腔放疗的区域，相比而言术前放疗照射的小肠更少，小肠剂量低，所以副作用更小。

（3）对于位置低、距离肛门近的直肠癌，术前放疗可使肿瘤缩小，增加保留肛门的可能性，从而提高患者生活质量。

术前放疗也有缺点。

首先，对肿瘤的判断是通过临床检查如肠镜、CT、MRI、B超决定的，没有手术切除后的病理诊断准确，会过高估计一部分肿瘤的分期，使其受到不必要的治疗。但随着现在影像技术不断进步，术前分期越来越准确，这一劣势越来越不明显。

其次，术前放疗会使手术时机推后2~3个月，对患者的心理造成一定的影响。

最后，术前放疗可能会增加手术难度。但多年的临床实践表明，对于一个有经验的外科医生，术前放疗带来的手术操作困难和术后并发症升高的风险很有限。

217. 直肠癌都是怎么放疗的？

医生：在放疗过程中，医生们将照射的范围称为靶区。直肠癌常规的靶区包括直肠系膜区及盆腔淋巴引流区（骶前区、髂内血管区）。常规的放疗剂量为45~50戈瑞，1.8~2戈瑞/次，5次/周。

218. 直肠癌放疗的常见副作用及注意事项有哪些？

医生：直肠癌放疗的副作用分为急性反应及晚期反应。

急性反应是放疗过程中及放疗结束后3个月内出现的反应，主要包括以下方面。

（1）肠道反应：最常见，包括腹痛、腹泻、里急后重感，需在放疗过程中注意饮食卫生，如出现上述症状，可对症的调节肠道菌群、止泻治疗以减轻症状，治疗结束后可自行好转。

（2）泌尿系统症状：放疗过程中因膀胱、尿道受到照射而出现尿频、尿急、尿痛等症状，放疗结束后可自行缓解，严重时应对症处理。

（3）骨髓抑制：放疗中，特别是同步放化疗时，可能出现骨髓抑制，血象降低，需每周查血常规，必要时暂停放化疗，并予粒细胞集落刺激因子（G-CSF）治疗。

晚期反应是指放疗结束3个月后出现的反应。主要有以下方面。

（1）放射性直肠炎、小肠炎：表现为反复的腹泻、黏液脓血便，一般在放疗结束后 6 个月后出现，常常会持续数年时间，症状轻的可观察，行生活、饮食调节如定时大便、减少粗纤维摄入等，症状较重时对症处理，必要时可用药物灌肠治疗，极个别需行手术治疗。

（2）放射性膀胱炎：发生相对较少，常表现为反复尿频、尿急、尿痛，甚至尿中带血，经对症治疗后，多数可缓解。

随着近些年放疗技术的进步，三维适形放疗、调强放疗也用于直肠癌的放疗中。与三维适形放疗相比，调强放疗可降低周围正常组织剂量，从而降低副反应。

219. 结直肠癌能够预防吗？

医生：结直肠癌是一种可防可控的肿瘤，目前认为开展结直肠癌筛查是结直肠癌防治最有效的手段，已在许多国家的研究和实践中得到证实。

结直肠肿瘤的高危人群（大于 50 岁、特别是男性、有结直肠肿瘤或其他肿瘤家族史、吸烟者、超重、有胆囊手术史、血吸虫病史等），可考虑予阿司匹林等非甾体消炎药（NSAID）和选择性环氧合酶-2（COX-2）抑制剂治疗；但需注意药物的不良反应。

比较公认的预防腺瘤摘除后再发的药物是 NSAID 和选择性 COX-2 抑制剂。腺瘤的一级预防包括：①改善饮食结构，增加膳食纤维的摄入；②适当补充钙剂和维生素 D；③对血叶酸水平较低者，可适量补充叶酸；④戒烟，吸烟者罹患结直肠肿瘤的风险约为非吸烟者的 1.5 倍，罹患进展性腺瘤的风险约为非吸烟者的 1.9 倍。

目前认为可能的保护因素有：①规律活动，常运动者结直肠患癌风险低；②高纤维饮食，多吃蔬菜和水果以及粗粮等富含膳食纤维的食物；③低脂饮食，少吃红肉、动物油或胆固醇；④维生素摄入；⑤钙和奶制品对腺瘤有明确的保护作用；⑥大蒜和鱼油可能有保护作用。

医生提醒：人人都能做到的预防结肠癌方法是戒烟、限酒甚至戒酒、合理搭配膳食、养成健康习惯。

赵先生表示，人到中年就经历了这么巨大的变故，令他分外感到健康的宝贵。他表示一定要用健康的生活方式，积极配合医生进行合理的综合治疗，定期随访，争取活到 80 岁！

小 TIPS：

　　　　我最关心的问题是：1. _____

　　　　　　　　　　　　 2. _____

　　　　　　　　　　　　 3. _____

　　　　我曾经的诊断：

　　　　我曾经的用药：

| 药　名 | 用　法 | | 疗　程 |
	片/次	次/天	

1.

2.

3.

4.

5.

6.

7.

8.

9.

10.

九
胃肠道淋巴瘤

220. 消化道淋巴瘤的含义是什么？是怎样发生的？

通常所说的消化系统常见恶性淋巴瘤是指原发于食管、胃、肝、脾及肠道的淋巴瘤，不包括口腔和咽部。一般说的胃肠道淋巴瘤主要包括原发于食管、胃及肠道的淋巴瘤，其中以原发于胃的淋巴瘤最常见，占55%～65%，其次为小肠和大肠。

胃肠道是淋巴结外淋巴瘤最常见的发病部位，占非霍奇金淋巴瘤的4%～20%。是胃肠道淋巴组织中B细胞或T/NK细胞发生恶性增生而形成的一组肿瘤。

迄今恶性淋巴瘤的病因仍不清，胃肠道淋巴瘤的发生与多种因素有关。目前较为确定的有幽门螺杆菌（Hp）感染、人类免疫缺陷病毒（HIV）感染、免疫抑制等。与肠道T细胞淋巴瘤发病有关的有炎症性肠病（IBD）、EB病毒感染和乳糜泻等。

221. 原发胃肠道淋巴瘤有哪些常见病理类型？

原发胃肠道淋巴瘤以B细胞来源为主，常见病理类型有弥漫大B细胞淋巴瘤（DLBCL）、黏膜相关淋巴组织（MALT）淋巴瘤、滤泡淋巴瘤（FL）、Burkitt淋巴瘤（BL）、小B细胞淋巴瘤（SLL）、套细胞淋巴瘤（MCL）等。胃很少见T细胞来源的淋巴瘤，肠道相对较多见。

某些组织亚型与相关的发病部位有一定倾向性，如弥漫大B细胞淋巴瘤大部分发生于胃，其次是小肠；MALT淋巴瘤多发生于胃；套细胞淋巴瘤多见于末端回肠、空肠和结肠；肠道相关 T 细胞淋巴瘤则多见于空肠。

222. 胃肠道淋巴瘤有哪些临床表现？

胃肠道淋巴瘤一般早期症状不明显，全身状况相对较好。

胃淋巴瘤早期症状类似胃溃疡，表现为食欲下降、乏力、腹部不适及包块，因其有溃疡坏死，可能发生上消化道出血。

肠道淋巴瘤主要表现为腹痛、体重减轻，有时以肠道出血、穿孔、肠梗阻、肠套叠等急腹症为首发表现。

临床需要结合病史、体征及辅助检查进行鉴别诊断。

223. 确诊胃肠道淋巴瘤需要做哪些检查？

怀疑胃肠道淋巴瘤可以做消化道造影、腹部 B 超、CT、PET/CT 显像等影像学检查。常见的影像学表现是弥漫性肠壁增厚、溃疡、肿块等，肠道淋巴瘤可能形成较大的包块，常伴有引流区域多发淋巴结肿大。

影像学检查可以发现大部分可疑病例，但不能明确诊断。淋巴瘤的确诊依赖于组织病理学检查（又称"活检"）。通过对胃镜、超声内镜和肠镜下活检获取的标本，甚至腹腔镜或开腹手术获得的标本，进行病理学的形态、免疫及分子生物学等多方面检测才能确诊。

224. 胃肠道淋巴瘤如何分期，如何判断预后？

胃肠道壁受侵犯的深度、范围，淋巴结和周围脏器受累情况是预测患者生存很重要的因素，反映患者淋巴瘤病情的严重程度。通常需要结合患者病变部位活检的组织病理学、影像学检查（首选 PET/CT，也可行全身增强 CT 检查）、内镜检查（胃镜和超声内镜）和骨髓检查（骨髓涂片和活检）的结果为患者淋巴瘤分期。

淋巴瘤可能为单一或多个不连续病变，如果仅限于胃肠壁，分为 I 期，为最早期。病变如果累及了腹腔淋巴结或胃肠道邻近的器官或组织则分为Ⅱ期，病变播散累及结外器官或横膈以上淋巴结则进展至Ⅲ或Ⅳ期。分期越晚的病变，预后越差。

225. 胃肠道淋巴瘤的治疗原则是什么？

对于部分早期胃肠道淋巴瘤，单纯化疗或放化疗可取得与手术治疗同样的疗效，非手术治疗总存活率优于手术治疗。不恰当的手术治疗可带来严重并发症，包括短肠综合征、严重感染以及消化道功能的损害，影响生活质量或延误化疗时机。所以目前胃肠道淋巴瘤的治疗以内科治疗为主，应采取内科治疗为主的综合治疗原则。

226. 胃肠道淋巴瘤外科手术的适应证是什么？

外科手术有比较重要的地位，但需要严格把握下述适应证。

（1）胃肠道肿瘤本身进展或化疗后，可能出现消化道穿孔或出血等急腹症情况，需要紧急采取外科手术治疗。

（2）淋巴瘤发病部位不适合通过胃镜或肠镜活检取标本或活检组织过少不足以明确病理诊断，需要剖腹探查获得满足需要的标本。

（3）化疗期间可能有消化道出血或穿孔较大风险的患者，手术可以减轻肿瘤负荷，手术两周之后根据伤口愈合情况再给予化疗，可以减少出现急腹症的风险。

227. 胃肠道淋巴瘤适合放射治疗吗？

全腹放疗的相关并发症较严重，包括放射性肠炎和肠穿孔，故对胃肠道淋巴瘤的放疗存在争议。单纯手术切除，术后辅助放疗可减少局部复发率。对晚期患者化疗结合放疗可提高疗效。随着三维适形放疗的推广应用，胃肠病灶靶区照射剂量有所提高，腹腔脏器受损减轻，提高了疗效及治疗耐受性。

228. 胃黏膜相关淋巴组织淋巴瘤（MALT 淋巴瘤）的综合治疗原则是什么？

胃 MALT 淋巴瘤如病变仅限于胃，分为ⅠE期。

幽门螺杆菌（Hp）阳性者，首先给予标准三联或四联抗幽门螺杆菌治疗，治疗后 3 个月复查内镜。如 Hp 阴性，病变侵及肌层或病变已累及邻近器官（ⅠE 或ⅡE 期）的患者，应首选放疗。但需要注意 Hp 检查可能出现假阴性，因此对于 Hp 阴性的早期患者，仍然可以试用抗 Hp 治疗，根据病情变化及时调整治疗方案。

对于病变较广泛的患者，分为Ⅲ或Ⅳ期，治疗首选利妥昔单抗和联合化疗。

随着研究深入，发现肿瘤如果存在一些染色体的改变，如 t（11；18），t（1；14），t（14；18）（q32；q21）的易位，提示抗 Hp 治疗不能有效控制胃 MALT 淋巴瘤的进展，可能需要采取更积极的治疗方法。

有条件的地区，应积极开展肿瘤的染色体检查，可能会改变患者治疗策略。

229. 原发胃肠道弥漫大 B 细胞淋巴瘤的综合治疗原则是什么？

对原发胃肠道弥漫大 B 细胞淋巴瘤，如无明显消化道出血和穿孔倾向，首选利妥昔单抗和联合全身化疗。对于初治时肿瘤负荷较大，合并消化道溃疡的患者，激素减量或不用，以减少消化道出血和穿孔的风险。6~8 个周期化疗后随诊观察，如局部有残留病灶可考虑放疗。

对于 T 细胞淋巴瘤及其他侵袭性 B 细胞淋巴瘤，根据不同的病理类型首选相应的化疗方案。

对于国际预后评分指数较高或晚期复发难治患者，可考虑进行自体造血干细胞移植。

十
消化道恶性肿瘤的内科治疗

恶性肿瘤的内科治疗包括化疗、分子靶向药物治疗和对症支持治疗。

230. 什么是化疗？

化疗是用化学药物杀伤肿瘤细胞的治疗手段。化疗药物可以通过静脉注射、持续静脉滴注或口服等途径进入患者体内，每种化疗药物有不同的剂量和用药方法。根据疾病的侵犯范围和治疗目的，化疗可以分为以下几类。

姑息化疗用于疾病局部侵犯严重或已经播散转移到身体其他部位，无法通过手术或其他治疗达到治愈。化疗的目的是缩小肿瘤，减轻症状和延长生存期。

辅助化疗是指在恶性肿瘤根治性手术后给予的化疗，用于清除手术后可能残留的肿瘤细胞，以减少肿瘤的复发和转移，提高肿瘤的治愈率。但并非所有恶性肿瘤手术后都需要接受辅助化疗或放疗，医生会根据病理及其他检查结果确定的肿瘤侵犯范围（即分期）来确定患者是否需要接受辅助治疗。

新辅助化疗是手术前进行的化疗，以使肿瘤体积缩小，提高手术的根治率，减少手术的并发症。目前新辅助治疗常用于食管癌、胃癌、直肠癌的治疗。

231. 化疗常见的毒副作用有哪些?

由于化疗的作用机制是通过杀伤分裂增殖活跃的细胞来控制肿瘤，因此也会影响到其他分裂增殖活跃的正常细胞，如口腔黏膜细胞、胃肠黏膜细胞、毛囊细胞和骨髓细胞，从而出现这些部位细胞生长受损的表现。化疗常见的毒副作用包括：①骨髓抑制，表现为血细胞数目减少，白细胞减少（增加感染风险），血小板减少（增加出血风险），红细胞减少（引起疲劳感）；②恶心、呕吐；③食欲下降；④脱发；⑤口腔溃疡；⑥手足皮肤改变；⑦腹泻。

因化疗药物不同及患者个体差异，上述毒副作用不是都会在化疗后出现。化疗还会引起其他毒副作用，如神经毒性、过敏反应、心脏毒性等，化疗期间，医生会根据具体情况而给予预防或治疗药物以减少及减轻毒副作用的发生。尽管持续时间长短各异，但通常化疗引起的毒副作用会在化疗停止后逐渐缓解。

232. 什么是分子靶向治疗?

分子靶向治疗是一种药物疗法以干扰癌变或肿瘤增生所需的特定分子来阻止癌细胞增长，可以单独使用或与化疗联合。某些分子靶向药物在使用前需要进行肿瘤病理或基因检测，以确定患者是否适合使用。

如曲妥珠单抗治疗晚期胃癌需检测 HER-2 是否过表达，西妥昔单抗治疗晚期结直肠癌需检测 K-RAS、N-RAS 基因是否有突变。

233. 消化道肿瘤常用治疗方案及药物有哪些?

（1）食管癌：食管癌的常见病理类型包括鳞癌和腺癌。

食管腺癌的治疗可以参考胃癌治疗方案（除 D2 根治术后辅助化疗方案）。

食管鳞癌术后治疗及晚期食管鳞癌的姑息化疗均缺少临床研究结果支

持的方案，常用药物包括：①分子靶向药物，尼妥珠单抗；②化疗药物，紫杉醇、多西紫杉醇、铂类、氟尿嘧啶类药物、吉西他滨、伊立替康。

（2）胃癌

术后辅助治疗：D2 根治术后可给予奥沙利铂+卡培他滨或顺铂+卡培他滨或顺铂+5-氟尿嘧啶的方案化疗。

围手术期化疗（术前及术后化疗）：表阿霉素+顺铂+氟尿嘧啶。

胃食管交界处癌可给予新辅助放化疗，与放疗联合的化疗方案可选择：紫杉醇+卡铂，奥沙利铂或顺铂+氟尿嘧啶类药物或单药。

晚期胃癌的治疗：可根据 HER-2 受体状况、患者既往治疗、身体情况及经济状况决定具体方案。常用药物包括：①分子靶向药物，曲妥珠单抗；②化疗药物：铂类、氟尿嘧啶类、紫杉醇、多西紫杉醇、伊立替康、表阿霉素。

（3）肝细胞癌：目前无证据支持术后辅助治疗。

晚期肝细胞癌：索拉非尼，奥沙利铂+氟尿嘧啶+亚叶酸钙。除药物治疗，还可根据具体情况给予局部治疗，如射频消融、介入栓塞（化疗）。

（4）胆囊癌或胆管癌

术后辅助治疗：目前缺乏临床研究结果支持的最佳方案，可考虑吉西他滨或氟尿嘧啶类药物为基础的化疗，联合或不联合放疗。

晚期胆囊癌或胆管癌：吉西他滨+顺铂，或其他氟尿嘧啶类药物或吉西他滨为基础的化疗。

（5）胰腺癌

术后辅助化疗方案：吉西他滨单药或替吉奥单药。

晚期胰腺癌治疗方案：吉西他滨单药或替吉奥单药；吉西他滨联合白蛋白结合型紫杉醇、厄洛替尼、氟尿嘧啶类药物或铂类；奥沙利铂+伊立替康+5-氟尿嘧啶+亚叶酸钙。

（6）结肠癌

术后辅助化疗方案：奥沙利铂+5-氟尿嘧啶+亚叶酸钙，奥沙利铂+卡培他滨。

晚期结肠癌治疗方案：可根据患者基因检测结果、既往治疗、身体情况及经济状况决定具体方案。常用药物包括：分子靶向药物：贝伐珠单抗、西妥昔单抗、帕尼单抗、ziv-aflibercept、regorafenib；化疗药物：奥沙利铂、伊立替康、氟尿嘧啶类药物（氟尿嘧啶、卡培他滨）。

（7）直肠癌

术前新辅助治疗方案：氟尿嘧啶+亚叶酸钙+放疗，卡培他滨+放疗。

术后辅助治疗方案（根据术前是否接受过新辅助治疗决定是否放疗）：奥沙利铂+氟尿嘧啶+亚叶酸钙±放疗，奥沙利铂+卡培他滨±放疗。

晚期直肠癌治疗方案：同晚期结肠癌。

医生提醒：肿瘤化疗方案更新较快，具体方案请一定咨询您自己的主治医生。

十一
消化道肿瘤的营养支持治疗

234. 消化系统肿瘤的发病与营养有关吗？

营养与肿瘤的发病关系密切，虽然目前肿瘤的发病原因尚未完全阐明，但有很多研究表明，大约有 1/3 的肿瘤与营养因素有关，比如长期摄入高脂饮食、低膳食纤维饮食、某些微量营养素的缺乏等，可能与结直肠癌、肝癌、胃癌的患病有一定关系。

因此，合理的饮食习惯和健康的生活方式可能是控制肿瘤发病的有效措施之一。

235. 患有消化道恶性肿瘤会出现营养不良吗？

营养不良是恶性肿瘤患者常见的并发症之一，已经有大量研究证实，恶性肿瘤患者营养不良的发生率高达 40%～80%。在消化道肿瘤中，食管癌、胃癌和胰腺癌患者的营养不良发生率最高。营养不良会使患者抗肿瘤治疗的耐受性下降，而且由于营养物质的缺乏，会导致免疫功能下降，感染并发症的风险增加，死亡率升高。

236. 消化道肿瘤患者营养不良的主要原因是什么？

消化道肿瘤患者发生营养不良的原因有很多。

诊断癌症后，很多人会出现精神紧张、情绪低落，这会引起胃肠功能紊乱。食欲受到影响，进食量下降，引起营养不良。

　　肿瘤细胞增殖很快，消耗大量的能量和营养物质，使得机体正常组织细胞摄入营养减少。

　　癌细胞的代谢产物，包括一些炎症因子进入血液循环，引起患者的食欲、味觉、嗅觉和胃肠道耐受性的改变，使食欲下降，营养摄入减少。

　　接受放、化疗以后，可能会出现消化道的炎症，引起呕吐、腹痛、腹泻等症状，影响进食。

　　这些都是造成营养不良的相关因素。除此之外，肿瘤还会影响肝脏、胰腺等脏器的功能，也是营养不良的诱因之一。

237. 如何判断是否存在营养不良？

　　进食减少可引起营养不良，而营养不良会引起体重的下降。

　　可以通过两个简单的问题初步判断是否存在营养不良：一是最近一周的进食量是否减少到平时的一半以下；二是最近 3 个月体重下降是否超过平常的 5%，或者近半年体重下降超过平常的 10%。应用体重的变化来评估营养状态，需要进行动态监测。并且，还要排除胸水、腹水及下肢水肿对体重的影响。

> **医生提醒**：更精确详细的评估，则需要由营养专科医生通过更复杂的检测手段来进行，比如人体成分分析、测定血清蛋白水平、外周血淋巴细胞计数和氮平衡等。

238. 消化道肿瘤患者为什么会出现营养不良？

　　肿瘤和抗肿瘤治疗过程中，会出现一些症状，影响患者的进食，导致营养不良。

　　食欲缺乏和味觉迟钝，会降低患者对食物的兴趣。头颈部放疗常造成口干和吞咽困难，直接影响食物的咀嚼和吞咽。腹胀、便秘、腹泻等不适影响食物的消化和吸收。这些症状持续存在，会引起进食量逐渐下降，造成营养不良。

因此，需要选择适宜的食物，合理加工，少食多餐，有助于减轻这些症状带来的不良影响。

239. 营养不良的后果是什么?

长期营养不良会造成机体免疫功能下降，抗感染能力降低，手术后伤口愈合延迟，容易发生肺部感染和压疮，肌肉力量减弱，胃肠道结构和功能受损，活动耐力下降，住院时间延长，治疗费用增加，多种并发症和死亡的风险明显增加。

240. 肿瘤患者对各类营养物质的需求量是多少?

正常进食的情况下，人体每天从食物中获得机体代谢所需要的能量，并且得到蛋白质、碳水化合物、脂肪、维生素、矿物质和微量元素等营养物质。前三类营养素能给机体提供能量，也称之为宏量营养素。

碳水化合物是机体所需能量的主要来源，供能占55%~60%，主要从主食中获得，少部分来自于蔬菜和水果；脂肪供能占20%~25%，一部分来自于食用油，一部分存在于肉、蛋、奶、豆及坚果中；蛋白质供能占15%~20%，大部分来自于肉、蛋、奶、豆类食物，少部分从谷类和蔬菜中获得。

根据不同年龄、性别、身高、体重和体力劳动程度，每个人每天需要能量25~40千卡/（千克体重）。

241. 肿瘤患者的饮食原则是什么?

人体所需的营养物质存在于各类食物中，因此应该按照均衡、适量的原则进餐，避免偏食、挑食造成的营养摄入不均。主食粗细粮搭配，副食荤素搭配，既要有动物性食物和豆制品，也要有一定量蔬菜和水果，才能构成合理营养。

对于消化系统肿瘤患者来说，胃肠道功能往往受到影响，可以采取少食多餐的方法，以软、烂、易消化食物为宜，避免食用过于生冷、辛辣等强刺激性的食品，以减少胃肠道的不耐受。

242. 肿瘤患者需要限制营养吗?

肿瘤组织细胞增殖比正常细胞增殖快，对营养的需求也增加。很多人认为，补充营养会使肿瘤增长更加迅速，限制营养摄入则可以"饿死"癌细胞，从而主动控制饮食，减少营养摄入。事实上，到目前为止，没有任何研究明确证实营养支持对肿瘤生长有促进作用。而且，正是因为癌细胞增殖速度快，大量消耗体内的营养物质，致使机体营养不足，对于抗肿瘤治疗的耐受性下降，无法持续接受放、化疗，才导致肿瘤细胞的进一步扩散。

因此，除了合并其他部分慢性疾病（如糖尿病、慢性肾衰竭）外，不宜严格限制营养摄入。饮食结构需合理，多吃才有益。

243. 肿瘤患者需要对"发物"忌口吗?

所谓发物，多是指容易诱发某些疾病或使原有疾病加重的食物，比如羊肉、香菇、鱼虾、鸡肉等。一般情况下，这些食物适量食用，对大多数人不会引起明显不适。只是对于已经免疫功能紊乱的人来说，其中所含的蛋白质可能作为过敏原引起机体的变态反应加重，从而出现荨麻疹、黏膜水肿、发热、哮喘加重、伤口不愈合等，需要暂时减少摄入。

244. 肿瘤患者需要大吃大补吗?

很多人了解营养摄入的重要性，但却更相信某些食物、药材或保健品的进补效果，如海参、甲鱼、各种骨汤、冬虫夏草、人参、蜂王浆等，忽略了日常饮食的作用。这些食物或药材中的确含有对人体有益的优质蛋白，但并不能提供机体所需的全部营养素，长期大量食用，除了造成某些营养物质的缺乏，还可引起代谢紊乱，出现高血糖症、高脂血症、高尿素血症等。此外，有的患者容易精神亢奋、烦躁。

因此，合理饮食，即可提供机体所需营养。补品选择需谨慎、适量。

245. 不能进食的时候，如何进行营养支持？

食管肿瘤或手术，无法进食，或患其他消化道肿瘤以及放化疗期间，影响食欲，不能保证足够的进食量。这些情况下，营养摄入得不到充足的保障，需要额外给予营养支持。如果胃肠道有功能，可以用特殊的肠内营养制剂，通过口服补充或者通过管饲的方法保证摄入。如果出现活动性消化道出血、完全性肠梗阻等情况，不能用胃肠道给予营养，也可以采用肠外营养支持，即通过静脉输液的方式补充能量和各种营养素。

246. 为什么选择肠内营养支持？

人体正常情况下的营养摄入主要是通过进食获取，消化道的不同部位起着不同的作用。肠道内并非完全无菌，肠黏膜表面存在数百种细菌。这些菌与肠黏膜细胞以及肠相关淋巴组织共同组成了天然屏障，阻止其他细菌和细菌分泌的毒素通过肠道进入血液引起感染。经胃肠内给予营养支持，除了更符合人体正常生理状态，还可以直接为肠黏膜细胞和肠道内的细菌提供能量和营养物质，有助于维持肠屏障功能的完整，降低肠源性感染的风险。

因此，只要胃肠道有功能，就应当利用起来，首选肠内营养支持。

247. 什么是肠内营养制剂？

肠内营养制剂是应用制药工艺，将人体所需的各类营养素，按照一定比例，制成性质均一的中或小分子混合物，可以直接使用，为不能进食或进食量不足的患者提供能量和营养素。有的是粉剂，可以用温水冲调后使用，有的是水剂，可以直接应用。有些制剂进入胃肠道后可以直接吸收，称为要素配方或预消化配方。更多的是需要患者本身具有消化功能，进行消化后才能吸收的制剂，分为大多数疾病都可使用的平衡型整蛋白制剂和根据某些疾病的不同代谢特点，做了特殊优化的疾病特异型配方。

248. 肠内营养支持的方法有哪些?

如果能够自主进食，口服补充是首选，可以避免管饲带来的痛苦和并发症。但对于无法经口进食或经口进食量非常少者，可能就需要采用管饲的方法，以保证充足的营养摄入。不超过 6 周的，可以采用经鼻放置饲管，包括鼻胃管和鼻小肠管；如需长期肠内营养支持，超过半年的，可以选择经胃或空肠造口的方式。经鼻饲管或造口管给予肠内营养，可以采用重力滴注的方法或使用胃肠营养泵，更精确地控制给予营养的速度。

249. 肠内营养支持的时机怎样确定?

如果不是主动控制饮食，减轻体重，那么，以下情况中有一种即需要给予营养支持：3 个月内体重下降超过平常体重的 5%；6 个月内体重减轻超过原有体重的 10%；进食量小于原来的一半，持续一周以上。

如果胃肠道有功能，就可以选择肠内营养支持。

250. 实施肠内营养支持过程中应注意哪些问题?

使用所有的肠内营养制剂时，都应注意其温度，与人体体温接近时，更容易被机体接受，过凉可能增加腹泻的发生，过热则可能破坏某些营养成分。口服饮用时，应小口呷饮，减少腹胀、腹泻的发生；管饲的时候，需要从较慢的速度（20~25 毫升/小时）开始，根据肠道耐受的情况，逐渐增加速度和用量。冲调粉剂时，要注意手卫生，避免人为污染。

251. 肠内营养支持的常见并发症有哪些?

肠内营养由于符合生理状态、简便、易操作，是营养支持的首选方法，但使用不当时，也容易出现并发症。最常见的症状是腹胀和腹泻，有近 1/3 的患者发生此类症状，多与肠内营养使用的速度和温度有关，调整使用方法后，大部分症状可以缓解。其他常见的症状还有恶心、腹痛、上腹痉挛、反流误吸等。谨慎寻找原因，调整使用方法或制剂配方，加强原发病的治疗，并发症大多可以缓解。

252. 什么是肠外营养?

所谓肠外营养，是指通过静脉输液的方法，给予机体所需的能量和各种营养物质。在无法经胃肠道营养支持的时候，肠外营养可以有效地保障机体的营养摄入。通过洁净台配液，无菌操作，将各种营养物质配制在一个较大的容器内，使营养液充分混合、更加均匀、稳定，可以避免单独输注某种营养素带来的副作用。

253. 肠外营养要素包括什么?

通过肠外营养，可以提供各类营养物质，但形式与经口进食或肠内营养有所差别。

由于肠外营养输入的营养素直接进入静脉血液，因此必须使用可以直接吸收的物质，并且预先经过无菌处理，避免导致机体过敏和发热。

碳水化合物通常采用不同浓度的葡萄糖溶液，脂肪采用植物油为原料制成的乳化剂为主，蛋白质则用含有不同比例的复方氨基酸制剂提供。维生素、矿物质和微量元素也都有相应的制剂，为机体提供各种微营养素。

254. 肠外营养支持的途径有哪些？

给予肠外营养不超过两周时，可以应用手背或前臂的外周静脉血管输液。如果必须限制液体摄入量，采用高浓度肠外营养配方，或需要长期给予肠外营养支持的时候，则需要建立深静脉途径，比如经股静脉置管、颈内静脉置管、锁骨下静脉置管，或者可以供更长时间使用的置管方式：经外周植入的中心静脉置管和静脉输液港。

255. 肠外营养支持的时机怎样选择？

当无法应用患者的胃肠道给予营养支持的时候，或经胃肠内营养不能达到日常营养摄入量的时候，需要考虑应用肠外营养支持。

当机体处于极其危重的时候，首先需要保障心、脑、肝、肾等重要器官的血液灌注和体内环境的稳定，此时给予肠外营养并不能使患者获得明显的益处，应当暂停，待机体稳定后再应用。

此外，营养支持的目的是为了减轻机体的不适，提高生活质量，更好地接受抗肿瘤治疗。很多研究表明，肿瘤终末期的患者接受肠外营养，并不一定能获得明显的益处。

256. 肠外营养支持的常见并发症有哪些？

肠外营养是直接将营养物质输注到静脉血液中，机体完全被动接受，缺乏自我调节和适应的过程，不合理使用可能会导致血糖、血脂和电解质代谢的紊乱。长期使用肠外营养，缺乏肠道蠕动和胆汁正常分泌，还可能会造成肝脏功能受损，出现胆汁淤积以及肠屏障功能破坏和输液导管相关的感染。因此，需要定期监测相关的指标。

257. 消化道肿瘤患者围术期的营养支持原则是什么？

手术是治疗消化道肿瘤的常用方法，但治疗疾病的同时，也给机体带来创伤。如果营养状态差，可能会造成术后伤口愈合延迟，机体康复缓慢。

手术前适当进食富含蛋白质的食物，如瘦肉、鸡蛋、奶制品以及新鲜蔬菜、水果和充足的水分，可以促进机体的代谢，改善全身的营养状况，提高对手术的耐受程度。

胃肠道手术前 2~3 天起吃少渣、半流质食物，如藕粉、粥、蛋羹、酸奶等，术前一天给予流食，或术前 5 天开始应用要素配方营养制剂。

术后患者容易出现食欲缺乏，消化吸收能力下降，一般可以先吃流质食物，逐渐过渡到半流食，再根据恢复情况逐渐进食日常食物。

如果进食量少，可以采用肠内营养制剂口服或者管饲，以摄入充足的营养。

258. 消化道肿瘤患者放、化疗期间的营养支持原则是什么？

化疗和放疗是除手术外治疗肿瘤的有效手段，但化疗药物多易造成不同程度的食欲缺乏、恶心、呕吐等不适，影响进食。

消化道肿瘤患者接受腹部放疗，刺激肠黏膜可引起肠道蠕动加快，造成腹胀、腹泻，部分患者会出现恶心、呕吐的症状。在这些情况下，可以采用少食多餐的原则，每次少量进食少油清淡、少渣、易消化的半流质食物，避免过热、油腻、辛辣等刺激性食物。瘦肉、蛋清、奶制品等富含优质蛋白的食物，软、烂的主食，新鲜的蔬菜、水果等均可食用。

如果胃肠道反应重，持续影响进食超过一周，则可应用肠内营养制剂予以补充。

259. 食管癌的特点与营养支持原则是什么？

食管在消化道中的较高部位，在消化吸收过程中，是食物的必经之路。此部位的恶性肿瘤进展较快，往往影响进食吞咽。

很多患者确诊时已并非早期，失去了手术时机，或者手术后仍存在食管狭窄。这种情况下，进食以温和、易消化的流食、半流食为宜，避免过热食物的刺激。如确已为中晚期阶段，应考虑建立有效的肠内营养支持途径，以保障后期的营养摄入。经胃造口是长期给予肠内营养支持的有效方式之一。

260. 胃癌的特点与营养支持原则是什么？

胃是消化道中容量较大的容纳器官，并且可以对食物进行研磨和初步消化。胃癌的进展速度较食管癌慢，多数患者可以接受手术治疗。

胃大部切除术后，胃的容纳、消化和分泌功能受到影响，消化能力下降。进食应少食多餐，以软烂食物为宜，避免食用油腻、熏制食品和辛辣刺激性食物。

如果出现幽门梗阻，则需要置入鼻小肠管或空肠造口，给予肠内营养支持，并引流胃内的消化液，减轻胃肠道的压力。

261. 肝癌的特点与营养支持原则是什么？

肝脏是消化系统中的重要器官，是主要营养物质的代谢场所，分泌胆汁，辅助消化。

肝癌本身较少造成消化道的梗阻，因此对进食的影响更小一些。但肝癌患者应尽量减少脂肪的摄入，少吃油炸食物。肥肉、坚果、酒类等饮品和刺激性食品也应适当减少。以高蛋白、高热量、低脂肪食物为宜。

肝功能失代偿晚期，出现肝性脑病时，则应限制动物蛋白的摄入。

如有食管-胃底静脉曲张，应避免高纤维和粗糙、坚硬的食物。进食欠佳时可以采用富含中链脂肪（MCT）的肠内营养制剂。

262. 胆囊或胆管癌的营养支持原则是什么？

胆囊和（或）胆管是储存、排泌胆汁的器官，毗邻胰腺。胆囊或胆管癌会影响胆汁排泄至肠道，并且可能压迫胰腺导管，导致胰液排泄不畅，影响脂肪和蛋白质的消化吸收。患有此类肿瘤，应减少脂肪的摄入，避免高脂油腻食物、油炸食品，少食多餐，避免暴饮暴食。

263. 胰腺癌的营养支持原则是什么？

胰腺有外分泌功能和内分泌功能。消化酶通过胰管进入肠道，辅助消化碳水化合物、脂肪和蛋白质；胰岛素帮助调节血糖。

胰腺癌是消化系统肿瘤中恶性程度较高的一种，且进展较快。胰腺癌手术创伤较大，对消化和吸收的影响也很严重。往往需要进食易消化的少渣半流质食物，比如藕粉、粥、烂面片汤、蛋羹、酸奶、碎鸡肉、鱼、瓜类蔬菜等，且需少食多餐，以避免消化酶分泌不足，造成消化不良、腹胀或腹泻。

无法进食的时候，可以置鼻小肠管或空肠造口，给予要素配方的肠内营养制剂。

264. 小肠肿瘤的营养支持原则是什么？

小肠肿瘤多易造成消化道梗阻。此时，可能需要完全禁食，无法经由胃肠内给予营养，短期内可以采用肠外营养支持。肠梗阻解除后，可以少量多次进食无渣或少渣流食、半流质食物，避免高脂肪、高纤维食物的摄入。完全稳定后，可以逐步过渡至日常食物。但仍应注意保持肠道通畅。

265. 结直肠癌的营养支持原则是什么?

结直肠是粪便形成和储存的场所,相对整个消化道来说,位置偏低。此部位的肿瘤进展较上消化道慢,手术后对进食的影响相对较小。结直肠癌患者进食应以低脂、高膳食纤维的食物(适量粗粮、新鲜蔬菜)为宜,减少加工类肉食的食用。保持结肠黏膜的完整,保持大便通畅。如出现肠梗阻,可辅以不含膳食纤维的无渣肠内营养制剂,少量多次饮用,或经鼻饲持续滴注。

后　记

再次修订后长吁一声。

古人道，拔剑四顾心茫然，皆因行路难！

今人说，现在是住房难！上学难！就医难！

最后一个"难"还真给了我们强大的压力和责任感。

但是，一个人的力量太有限了，即便每天加号，加号再加号，即便不吃中饭，即便殚精竭虑苦口婆心地劝说、解释，也看不完那许多愁眉紧锁的患者；更何况还有那许多前一分钟说"明白"，后一分钟说"忘了"的病友们。这些不能怪他们，在短暂的就诊时间内，一下子听明白许多生僻的医学名词和"进一步处理"，确实不易。

"上医医未病，防患于未然。"

适逢协和医科大学出版社的编辑朋友们十分热心于健康知识的普及，希望能将宝贵的医学知识通俗易懂的语言传播给大家。

一拍即合！北京协和医院消化科（严雪敏、舒慧君）、血液内科（陈苗、朱铁楠）、感染内科（周宝桐）、肿瘤内科（程月娟）、内分泌科（陈适）、基本外科（刘洪枫、郭俊超、林国乐）、肝外科（杜顺达）、放疗科（王伟平、胡克）、放射科（薛华丹）、营养科（李海龙、康军仁）等多个科室的主治到教授级别的中青年医生，利用业余时间，群策群力编写了这本精简、便携的肿瘤防治小册子。皮肤科舒畅医师也欣然作画。因为恐癌是常见世人心态，若能让大家不再谈癌色变，能够使大家对未来的生活进行有些更合理规划，给大家一些帮助和安慰，便是各位执笔者的快乐了。

特别感谢中华医学会消化病学会前任主委、北京协和医院消化科老主任潘国宗教授，中国协和医科大学出版社袁钟社长，他们关心患者疾苦，点燃年轻医生的从医热情，在阅读了简陋的初稿后欣然作序，给了我们巨大的鼓励和支持！

大医精诚，内容为主，且行且珍惜！

编　者
2016 年春于北京协和医院